의료인과 건강검진 대상자를 위한

병원검사 해설사전

니시자키 유지·와타나베 치토세 지음
장하나 옮김

보누스

머리말

임상 현장에서 검사가 시행되지 않는 날은 없다. 검사는 환자의 상태를 객관적으로 평가하는 중요한 정보이기 때문이다.

이 책은 병원에서 이루어지는 수많은 검체 검사에 관하여 다룬다. 검체 검사에는 의사뿐 아니라 간호사도 의료팀의 일원으로서 중요한 역할을 담당한다.

검사 관련 지식이 깊으면 깊을수록 하나의 결과에서 많은 정보를 볼 수 있다. 또한 불필요한 검사를 생략해 최소한의 침습으로 최대한의 정보를 얻어 환자에게 피드백할 수 있다.

이 책은 의료 현장에서 이루어지는 130가지 검사 항목을 다룬다. 각 검사 항목의 기준치를 알려줌과 동시에 기준치에서 벗어났을 경우 생각해볼 수 있는 질환이나 상태(합병증)를 한눈에 알 수 있도록 정리하였다. 무엇보다 이 책의 가장 큰 특징은 '관찰 포인트'와 '케어 포인트'에 초점을 맞추었다는 점이다. 두 코너에 담긴 내용은 의료 현장에서 큰 도움이 될 것으로 기대한다.

끝으로, 집필을 도와주신 여러 의사, 간호사 선생님께 깊이 감사 인사 드린다.

니시자키 유지, 와타나베 치토세

소변을 보고 알 수 있는 것

소변의 색이나 성상은 신체 상태에 따라 변화하므로 이에 대해 정확한 평가가 이루어지면 병태를 보다 깊이 이해할 수 있다.

1. 소변의 정상 변화

건강한 상태에서 일어나는 변화

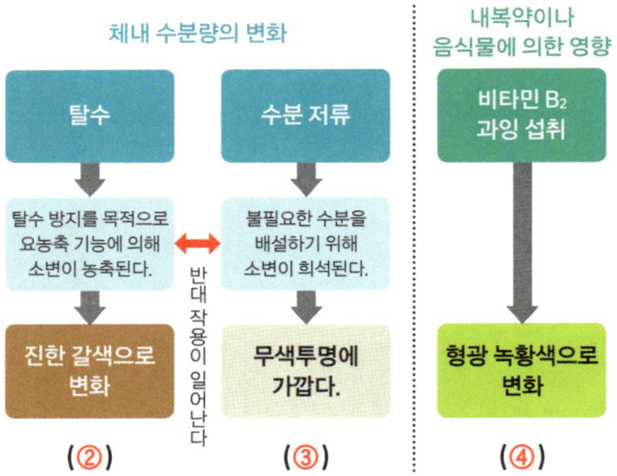

소변은 체액이 소실되면 농축되어 정상적인 담황색(①)에서 진한 갈색(②)으로 변화하고, 체내에 여분의 수분이 저류되면 무색투명에 가까운 색(③)으로 변화한다. 또한 소변의 색은 내복약이나 음식물의 영향도 받아서 비타민 B_2를 과잉 섭취하면 형광 녹황색(④)으로 변화한다.

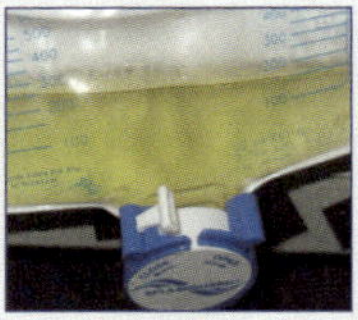

① 기준이 되는 소변
–투명한 담황색

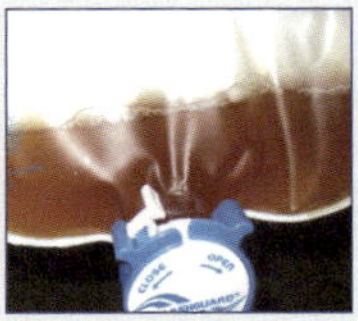

② 농축뇨
–진한 갈색

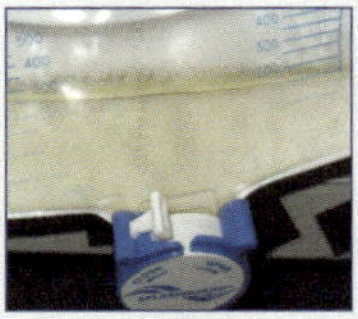

③ 희석뇨
–무색투명에 가깝다.

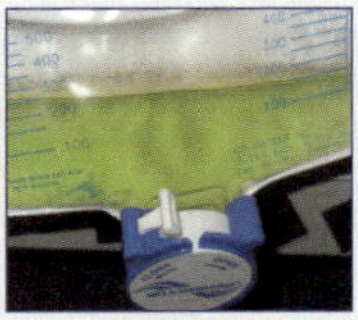

④ 비타민 B_2 과잉 섭취
–형광 녹황색

[자료 제공] 구로키 히로미(세이루카국제병원 간호관리실 매니저)

2. 이상을 나타내는 소변의 색

임상에서는 다음과 같은 소변 색·성상의 이상을 자주 볼 수 있다. 요르계에 발생한 염증으로 소변에 피가 섞여 적색으로 변화한 혈뇨(⑤), 고름이나 염류의 석출이 원인인 혼탁뇨(⑥), 요로감염증이나 당뇨병 등에 기인하는 단백뇨(⑦)(소실되지 않는 거품).

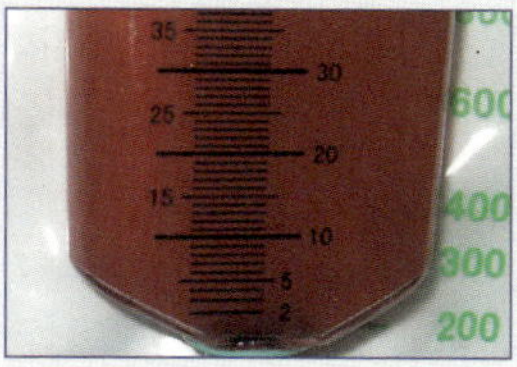

⑤ 혈뇨
-신장, 요로계의 염증

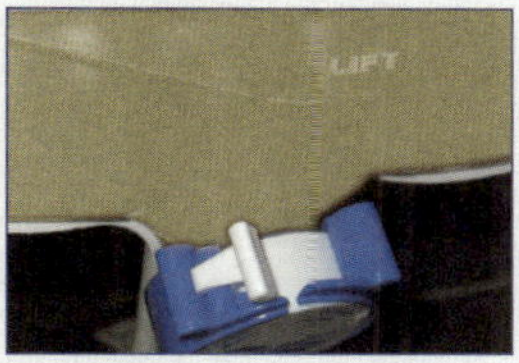

⑥ 혼탁뇨
-농뇨 : 요도염이나 전립선염
-염류뇨 : 요로결석

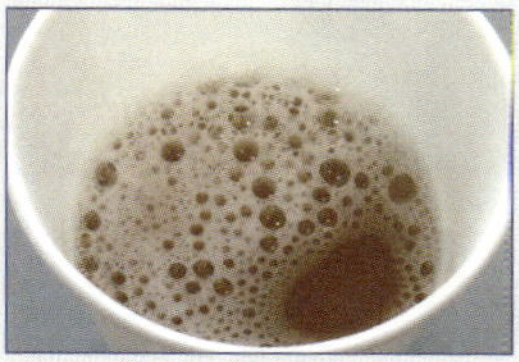

⑦ 단백뇨(소변의 거품)
-신염, 요로감염증
-당뇨병

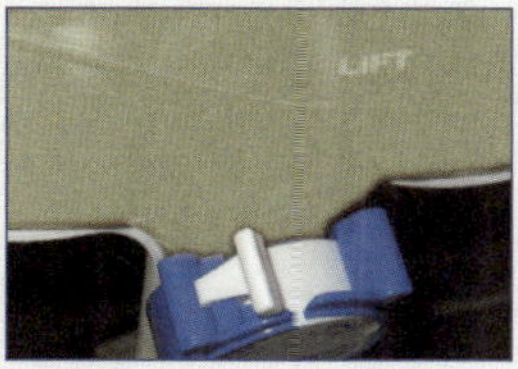

⑧ 유미뇨
-요기생충 질환
-악성 종양

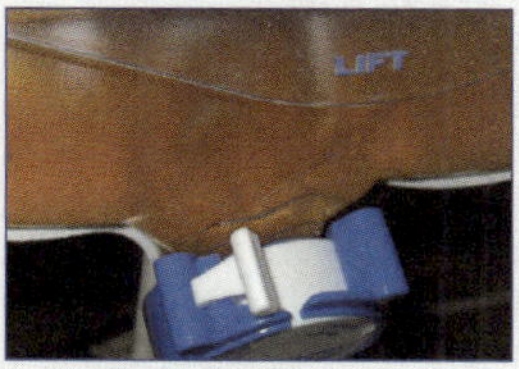

⑨ 미오글로빈뇨
-횡문근융해증

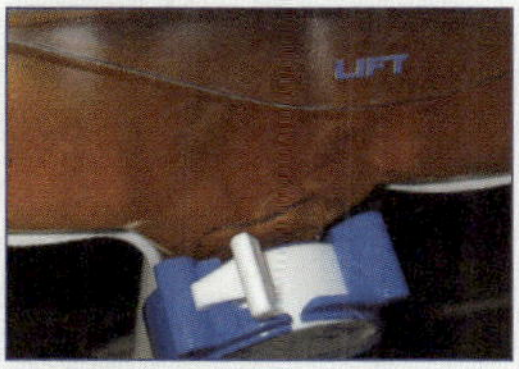

⑩ 헤모글로빈뇨
-용혈성 질환

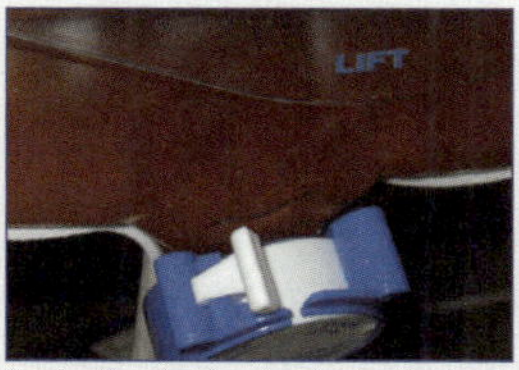

⑪ 빌리루빈뇨
-간·담도계 질환

3. 혈뇨와 그 원인

혈뇨가 관찰되면 출혈 부위를 특정하기 위해 검사를 시행한다.

커피색 소변의 원인

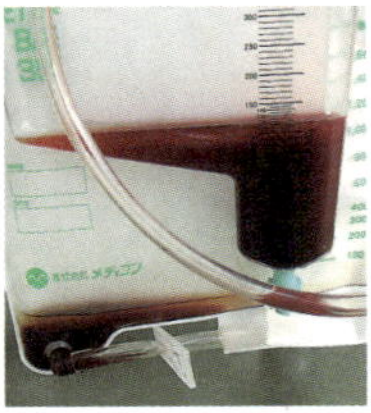

- 사구체신염 - 요로감염증
- 요로계종양 - 요로결석

위와 같은 질환 때문에 상부 요로에서 출혈 발생

↓

커피색 같은 어두운 적색 소변

출혈 부위

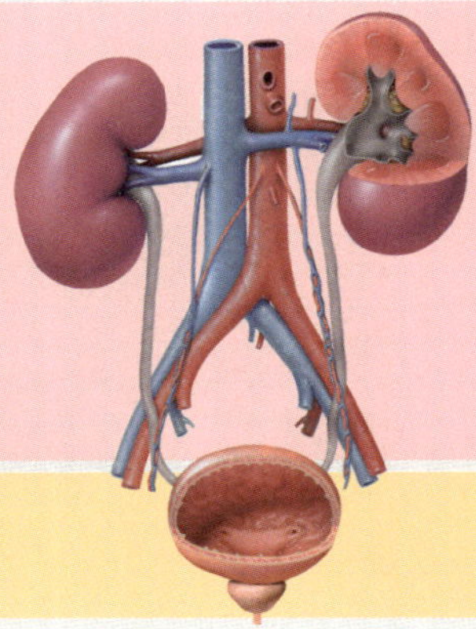

선홍색 소변의 원인

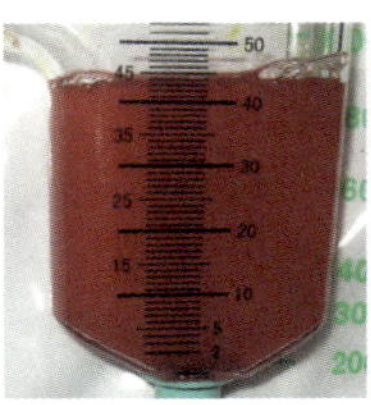

- 요도 손상 - 방광암 - 방광염

위와 같은 질환 때문에 하부 요로에서 출혈 발생

↓

선명한 적색 소변

혈뇨 스케일

육안으로 혈뇨가 관찰된 경우에는 의사에게 보고한다.

많음 ↑ 혈액 함유 ↓ 적음

5 Ht 5%

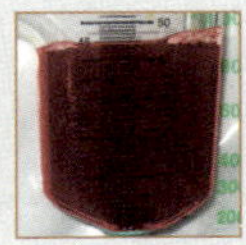

4 Ht 1%

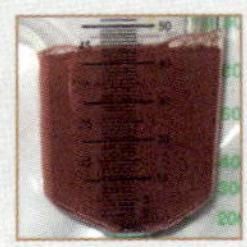

3 Ht 0.5%

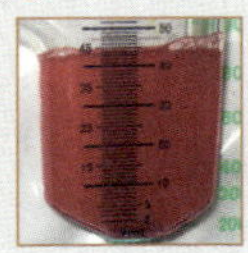

2 Ht 0.25%

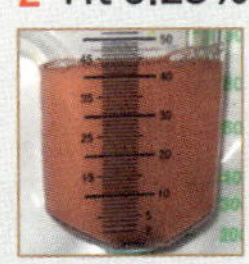

1 Ht 0.1%

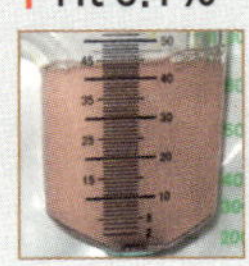

대변을 보고 알 수 있는 것

대변의 상태나 모양은 여러 가지 질환을 반영하므로 대변의 관찰·진단은 긴급성 판단의 중요한 기준이 된다.

1. 대변의 정상 변화

정상 대변은 황토색 또는 황색을 띠며 장내 pH에 의해 고기나 지방류를 많이 섭취하면 '갈색'이 되고, 채소를 많이 섭취하던 '황색'이 된다. 또한 정상 대변은 말랑하고 길쭉한 모양이며, 수분량이나 항문 괄약근 기능에 의해 변화한다.

길다 (변비) ↑ 소화관 통과 시간 ↓ (설사) 짧다

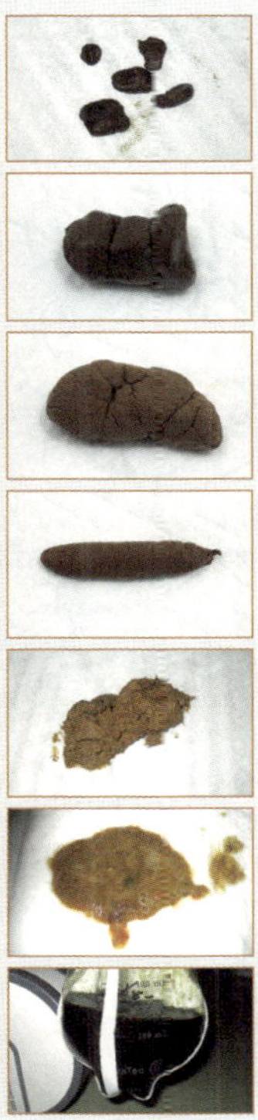

[타입 1] 동글동글한 변	- 단단하고 동글동글한 변 (토끼똥 같은 모양의 변)
[타입 2] 단단한 변	- 짧고 단단한 변
[타입 3] 약간 단단한 변	- 수분이 적고 표면에 금이 가 있는 변
[타입 4] 보통 변	- 적당히 부드러운 변
[타입 5] 약간 무른 변	- 수분이 많고 약간 무른 변
[타입 6] 죽 같은 변	- 형태가 없는 죽 같은 변
[타입 7] 물 같은 변	- 물 같은 상태의 변

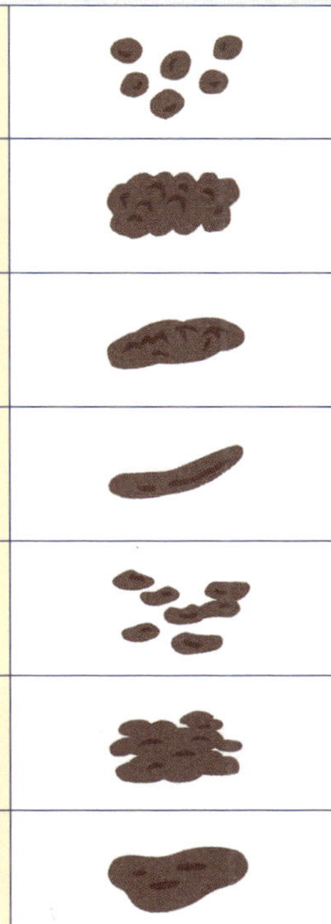

* 브리스톨 스케일 인용

2. 이상을 나타내는 변의 색·성상(하혈, 혈변)

하혈, 혈변이 관찰되었을 때는 출혈 부위를 특정하기 위해 검사를 시행한다.

하혈의 원인

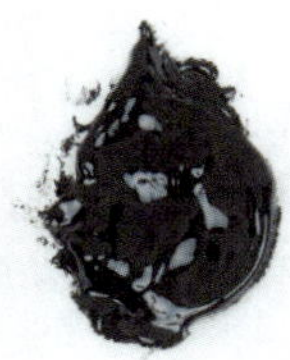

상부 소화기(식도, 위, 십이지장)에서의 출혈

↓

- 혈중 철분이 위액에서 산화하여 흑색으로 변화
- 혈액 등의 성분이 소화액과 섞여 세균에 의해 분해되어 점성을 가지게 된다.

↓

점성이 있는 흑색변

출혈 부위

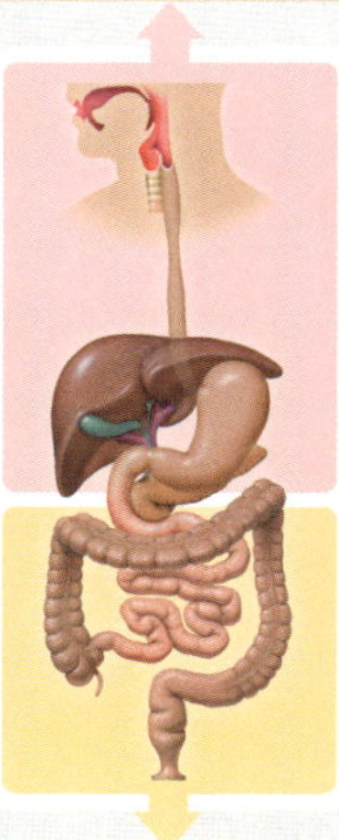

상부 소화기

하부 소화기

하혈 시 주의사항

흑색 타르 모양의 '타르변'이 관찰되었을 때는 상부 소화기에 다량의 출혈이 있을 수 있으므로 활력 징후를 체크한다.

혈변 시 주의사항

출혈성 십이지장궤양 등 상부 소화기에 다량의 출혈이 발생한 경우에도 혈변이 보일 수 있다. 활력 징후를 체크한다.

혈변의 원인

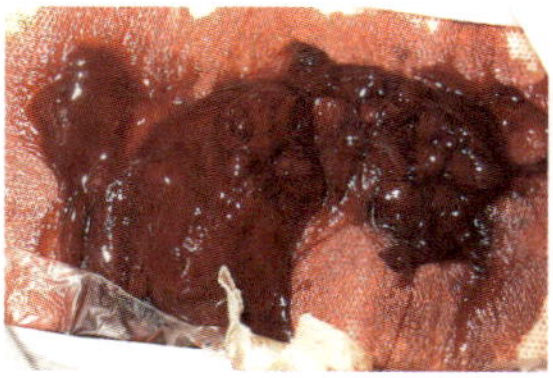

하부 소화기(하부 소장, 대장, 직장, 항문)에서의 출혈

↓

선혈, 적갈색의 혈액과 섞인 대변

3. 이상을 나타내는 대변의 색·성상(물변, 점액변, 회백색변)

하혈, 혈변이 관찰되었을 때는 출혈 부위를 특정하기 위해 검사를 시행한다.

물변을 일으키는 원인

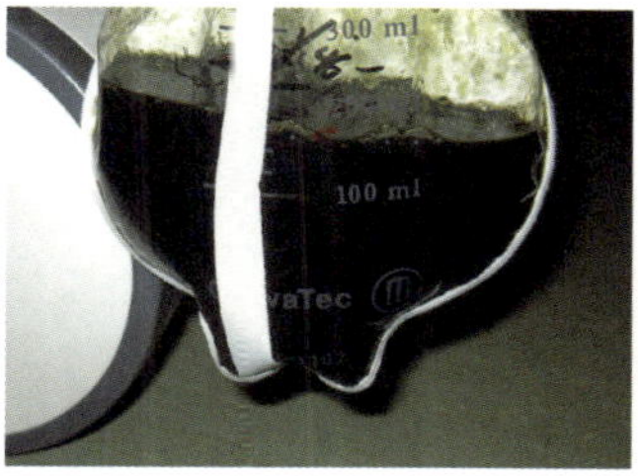

소장형 감염성 장염

- 구토를 동반한다.
- 탈수를 일으킨다.

과민성 대장 증후군 (IBS[1])

- 설사와 변비를 하루 단위로 교차 반복한다.
- 환자가 토끼똥 모양의 변을 호소한다.

점액변을 일으키는 원인

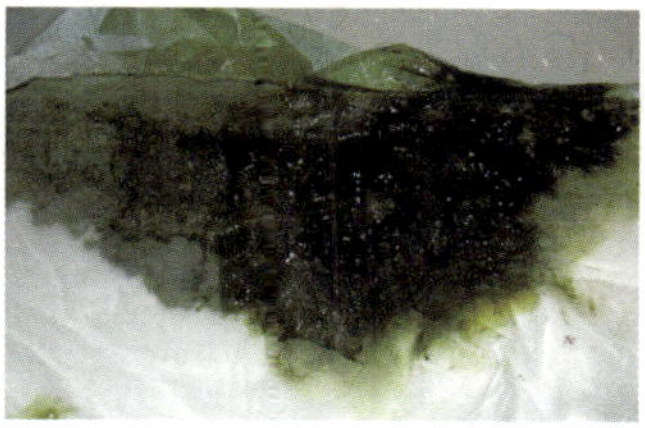

과민성 대장 증후군 (IBS)

- 점액만 배설

염증성 장질환 (IBD[2]), 대장형 감염성 장염 등

- 혈액 성분이 섞인다.

회백색변을 일으키는 원인

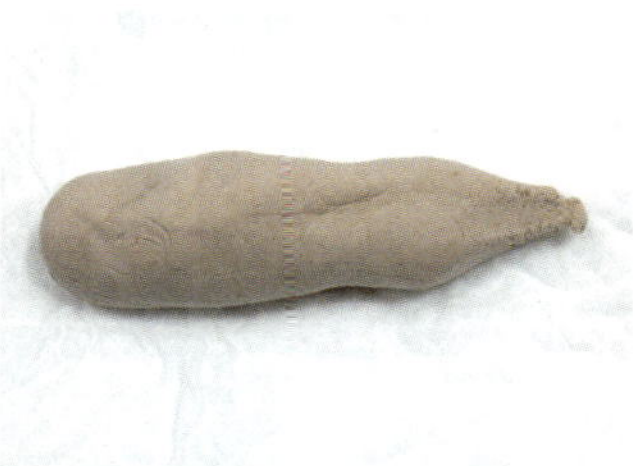

폐쇄성 황달

- 췌장암이나 담관암 등의 악성 종양에 의한 담관 폐쇄
- 총담관 결석에 의한 폐쇄

급성 간염 (A형 간염 등)

- 간즙 분비 감소

1 IBS : irritable bowel syndrome
2 IBD : inflammatory bowel disease

객담을 보고 알 수 있는 것

객담이 나올 경우에는 성상, 색, 양의 변화를 보고 진단의 단서를 잡는다.

1. 이상을 나타내는 객담의 성상, 색, 양

객담의 성상은 농성, 점농성, 점성, 장액성으로 분류된다. 색은 '백색~담황색'이 많지만, 녹색, 적갈색, 갈색이나 혈액 색을 띠는 혈담, 객혈 등이 나타날 수 있다. 객담의 양이 증가하는 이유는 염증성 변화, 기도 자극에 의한 점액 분비 항진 등이다.

객담의 성상, 색에서 추정되는 주요 원인

	색	대표적인 원인	판단·주의점
농성	백황색~ 담황색 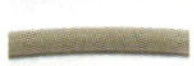	급성 인두염, 급성 기관지염, 급성 폐렴, 감염성 기관지확장증	객담 색이 진해지거나 점도 증가에 주의한다.
농성	녹색 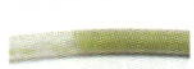	녹농균이 관련된 경우 만성 기관지염, 미만성 범세기관지염, 기관지확장증	평소 객담의 양과 성상과의 비교가 유용한 정보가 된다.
농성	적갈색 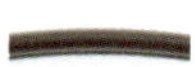	폐렴구균성 폐렴, 폐화농증, 폐농양	객담 양의 급격한 증가에 주의한다.
점농성	색은 여러 가지 (농, 점액 혼합)	급성 인두염, 급성 기관지염, 급성 폐렴, 세기관지염, 만성 기관지염, 감염성 기관지확장증	농성도·점도 증가에 주의한다.
점성	투명~ 백색	만성 기관지염, 세기관지염, 알레르기성 기관지염	객담 막힘에 주의한다.
장액성	투명~ 백색 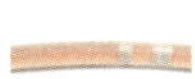	심부전 폐부종(간혹 포말성, 분홍색), 폐포상피암	케어 시 바로 누운 자세를 피한다.
혈담	갈색, 암적색, 혈선 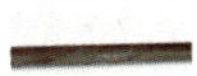	기관지확장증, 폐암, 폐경색, 폐결핵, 폐진균증, 비결핵성 호산균 감염증	의사에게 보고한다.
혈액	선홍색 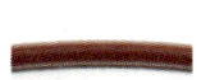	폐출혈, 기관 일대 동맥류, 기타 혈담과 같은 원인	의사에게 보고한다. 조직편이 포함된 경우에는 흡인압을 내린다.

2. 검체에 적합한 객담

검사실에서는 객담을 육안으로 관찰하여 실제로 호흡기계 이상을 반영한 타액의 혼입이 적은 객담인지 아닌지를 Miller and Jones 분류(아래 표)에 의해 판정한다. 가능하면 'P2~P3' 객담을 제출한다.

미생물 검사 제출 기준 (Miller and Jones 분류)

M1 M : mucous (점성) 농성 부분을 포함하지 않는 점액성 객담	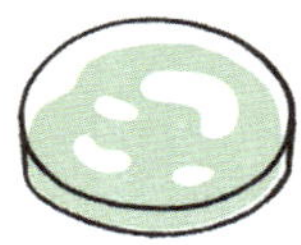	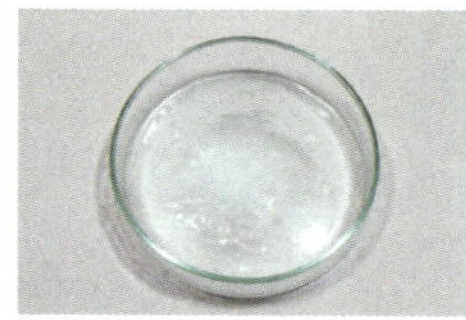
M2 농성 부분이 소량 포함된 점액성 객담	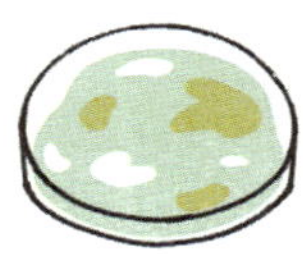	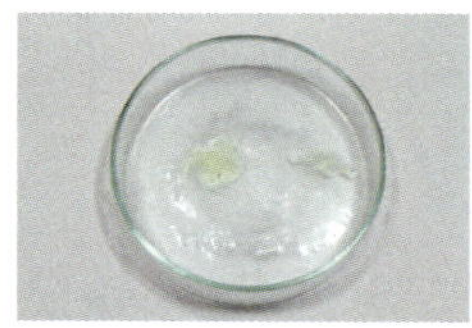
P1 P : purulent (농성) 농성 부분이 1/3 이하	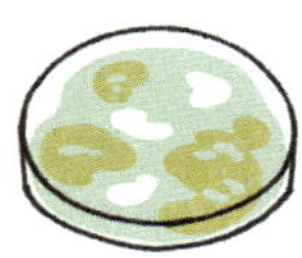	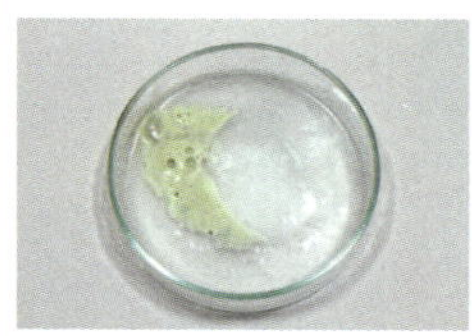
P2 농성 부분이 1/3~2/3	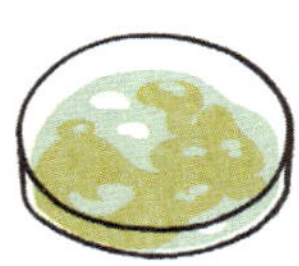	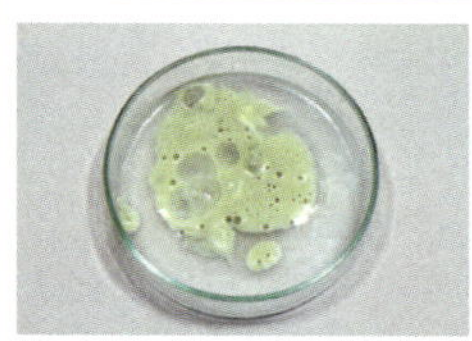
P3 농성 부분이 2/3 이상	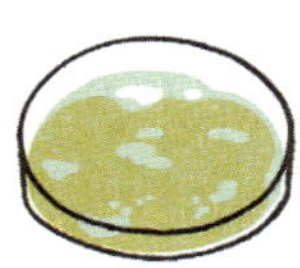	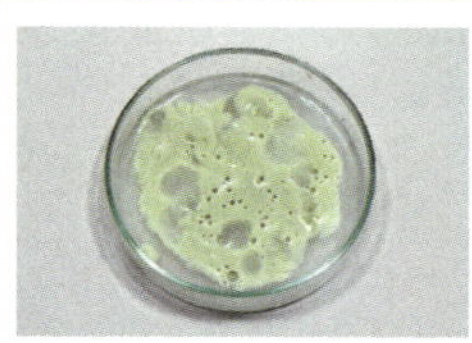

이 책의 사용법

이 책은 임상에서 접하는 여러 가지 검사를 다루며, 기준치와 기준치를 벗어난 경우 생각해볼 수 있는 상태·질환 등에 대하여 설명한다. 기준치는 측정법이나 검사 종류에 따라 다르므로 반드시 각 의료기관에서 사용하는 수치·단위를 확인해야 한다.

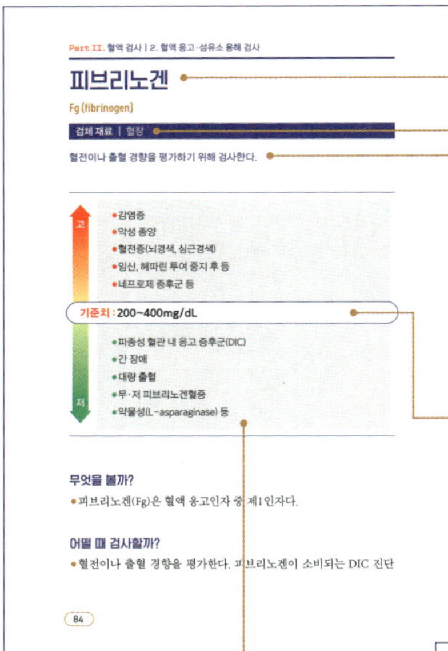

Part II. 혈액 검사 | 2. 혈액 응고·섬유소 용해 검사

피브리노겐

Fg (fibrinogen)

검체 재료 | 혈장

혈전이나 출혈 경향을 평가하기 위해 검사한다.

고
- 감염증
- 악성 종양
- 혈전증(뇌경색, 심근경색)
- 임신, 헤파린 투여 중지 후 등
- 네프로제 증후군 등

기준치 : 200~400mg/dL

저
- 파종성 혈관 내 응고 증후군(DIC)
- 간 장애
- 대량 출혈
- 무·저 피브리노겐혈증
- 약물성(L-asparaginase) 등

무엇을 볼까?
- 피브리노겐(Fg)은 혈액 응고인자 중 제1인자다.

어떨 때 검사할까?
- 혈전이나 출혈 경향을 평가한다. 피브리노겐이 소비되는 DIC 진단

84

검사 항목
의료 현장에서 많이 사용하는 검사 항목을 중심으로 다룬다. 원어명과 약어를 함께 기재했다.

검체 재료
각 검사에서 사용하는 검체를 나타낸다. 본문에서는 각 검체의 특징과 주의점 등도 설명한다.

검사의 목적
해당 검사의 목적과 의의를 간략하게 소개한다.

기준치
건강한 사람의 검체에서 채취한 결과를 통계학적으로 처리하여 얻은 측정치다. 그 분포를 기준 범위라고 하며, 중앙 부분 95%를 포함한 범위다. 건강한 사람이라도 기준 범위에서 5% 정도는 벗어날 수 있다.

관련 질환·병태
이상 수치가 검출된 경우, 의심되는 대표적인 질환·병태를 나타낸다.

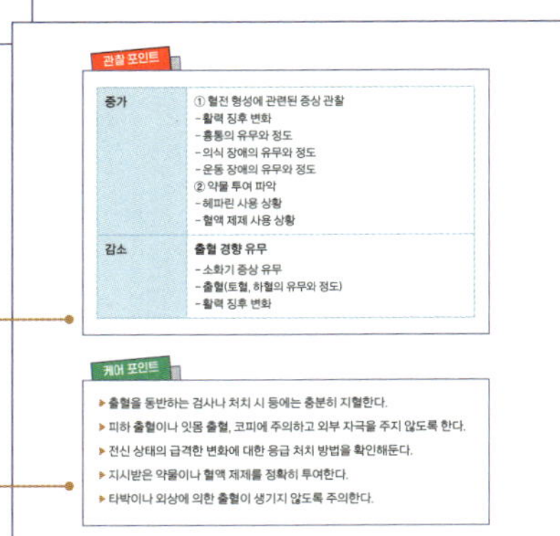

관찰 포인트

증가	① 혈전 형성에 관련된 증상 관찰 -활력 징후 변화 -흉통의 유무와 정도 -의식 장애의 유무와 정도 -운동 장애의 유무와 정도 ② 약물 투여 파악 -헤파린 사용 상황 -혈액 제제 사용 상황
감소	출혈 경향 유무 -소화기 증상 유무 -출혈(토혈, 하혈의 유무와 정도) -활력 징후 변화

케어 포인트

- ▶ 출혈을 동반하는 검사나 처치 시 등에는 충분히 지혈한다.
- ▶ 피하 출혈이나 잇몸 출혈, 코피에 주의하고 외부 자극을 주지 않도록 한다.
- ▶ 전신 상태의 급격한 변화에 대한 응급 처치 방법을 확인해둔다.
- ▶ 지시받은 약물이나 혈액 제제를 정확히 투여한다.
- ▶ 타박이나 외상에 의한 출혈이 생기지 않도록 주의한다.

관찰 포인트
검사를 통해 환자의 어느 부분에 주목해야 하는지 설명한다.

케어 포인트
이상 수치가 관찰된 환자를 케어하는 포인트에 대하여 설명한다.

차 례

Part I. 일반 검사

1. 소변 검사

2. 대변 검사

3. 천자액·채취액 검사

Part II. 혈액 검사

Part III. 생화학 검사

Part V. 세균·미생물 검사

Part VI. 병리 검사

부록 : 자료

Part I

일반 검사

1. 소변 검사
2. 대변 검사
3. 천자액·채취액 검사

요량

urine volume

검체 재료 | 소변

탈수 상태가 의심되거나 신기능(농축력 등)을 파악하고자 할 때 검사한다.

고

다뇨 (3,000mL/일 이상)

- 수분 대사 이상에 따른 다량의 수분 섭취(당뇨병, 고칼슘혈증, 그레이브스병, 요붕증, 신성 요붕증, 만성 신부전 등)
- 심인성 다뇨
- 급성 신부전의 회복기 등

기준치 : 500~2,000mL/일

핍뇨 (400mL/일 이하)

- 급성 신부전
- 탈수 : 수분 섭취 부족, 설사, 구토, 고열 등
- 심부전

무뇨 (100mL/일 이하)

- 신전성 무뇨 : 출혈이나 쇼크로 신장 혈류량과 사구체 여과량이 저하된 것
- 신성 무뇨 : 사구체 장애 등 신장 실질 장애가 원인이 된 것
- 신후성 무뇨 : 신우요관 폐색을 일으키는 질환이 원인이 된 것

저

무엇을 볼까?

- 1일 요량을 측정해 배뇨 횟수, 색, 부유물, 침전물 등을 살펴본다.

어떨 때 검사할까?

- 탈수 상태가 의심되거나 신기능(농축력 등)을 파악하고자 할 때 시행한다.
- 전해질, 특히 나트륨(Na) 이상 시에는 요량을 치료 기준으로 삼기도 한다.

주의점

- 요량을 계측하는 경우, 검사 시작 시점에 방광에 있는 소변은 이미 신장에서 그전에 만들어진 소변이므로 반드시 방광을 비우고 난 뒤 실시한다. 마찬가지로 종료할 때도 방광 속 소변은 그 이전에 만들어진 소변이므로 반드시 전부 회수한다.

관찰 포인트

- ▶ 수분 섭취량과의 비교, 배뇨 이상을 일으키는 질환의 유무, 수술과의 연관성
- ▶ 발한량, 연령, 스트레스, 배뇨 환경 등 요량에 영향을 미치는 요인과의 연관성
- ▶ 치료제나 약물 부작용에 따른 영향

MEMO

요비중

specific gravity of urine

검체 재료 | 소변

탈수 상태의 유무를 평가하거나 신장의 희석·농축력을 평가하고자 할 때 검사한다.

고

고비중뇨 (1.025 초과 : 농축뇨)

- 네프로제 증후군
- 당뇨병
- 심부전
- 탈수(설사, 구토, 발한) 등

기준치 : 1.015~1.025

저비중뇨 (1.015 미만 : 희석뇨)

- 요붕증
- 중증 신부전
- 만성 신우신염
- 이뇨약 투여 시 등

저

무엇을 볼까?

- 요비중이란 소변 속 물과 물 이외 물질의 비율을 나타낸 것을 말한다.
- 소변에는 노폐물이 포함되어 있으므로 비중이 물보다 약간 높다. 따라서 소변 속 물과 물 이외 물질의 비율인 요비중을 검사하면 신기능 등의 상태를 추측할 수 있다.

어떨 때 검사할까?

- 탈수 상태의 유무를 평가하거나 신장의 희석·농축력을 평가하고자 할 때 검사한다.

다른 검사와의 관계

- 반드시 요량과의 관계를 함께 판단한다. 요량이 비정상적으로 적어도 요비중이 충분히 높다면, 신장이 소변을 최대한 농축해 수분이 필요 이상으로 배출되지 않도록 대처하고 있다고 판단할 수 있다.

관찰 포인트

- ▶ 고비중이나 저비중이 될 가능성이 있는 질환의 증상도 관찰하여 원인 질환 치료와 관련 있는 검사치의 경과를 관찰한다.
- ▶ 수분 섭취량과 배뇨량의 균형을 확인한다. 적절한 수분량을 섭취할 수 있도록 격려하거나, 전해질 보충을 목적으로 수액을 놓는 경우도 있다. 수분 소실이 많은 경우 적절한 수분 보충이 이루어지는지 확인한다.

MEMO

요pH

pH of urine

검체 재료 | 소변

소변이 알칼리성인지 산성인지를 검사하여 체내 산염기평형을 어느 정도 파악할 수 있다.

고

알칼리뇨 (7.5 초과)
- 요로감염증
- 대사알칼리증
- 요로결석증의 일부 등

기준치 : 4.5~7.5

산성뇨 (4.5 미만)
- 당뇨병으로 인한 Ⅳ형 신세뇨관 산증
- 통풍
- 대사성·호흡성 산증
- 알코올 중독 등

저

무엇을 볼까?

- 소변이 알칼리성인지 산성인지 알아보는 검사이며 체내 산염기평형을 어느 정도 파악할 수 있다.
- 건강하다면 요pH는 보통 약산성인데 섭취한 음식이나 운동 등에 따라 변동이 크다.

어떨 때 검사할까?

- 신체의 pH를 관장하는 장기는 신장과 폐이므로 알칼리증이나 산증일 때 그 원인을 찾기 위해 신장의 요산성화 기능과 호흡 상태를 동시에 평가한다.

다른 검사와의 관계

- 혈액가스 검사, 요전해질(Na, K, Cl 등)과 조합해 병태 생리를 추측한다.
- 세균뇨에서는 우레아제가 요소를 분해하여 암모니아(NH_3)를 생성해 알칼리성을 띤다.

관찰 포인트

▶ 요pH는 격렬한 운동이나 동물성 식품의 다량 섭취 후에는 산성으로 기울고, 식물성 식품을 섭취한 후에는 알칼리성으로 기운다. 평가 시 다른 검사나 증상, 일상생활을 고려한다.

COLUMN '자주색 집뇨관 증후군' 발병 메커니즘

요도 카테터를 사용하는 경우, 소변 주머니가 자주색으로 변하는 경우가 있는데 이는 다음과 같은 기전에 의한 현상으로 특별한 치료가 필요하지 않다.

분변 속 트립토판이 장내세균에 의해 인돌(indole)로 분해

▼

인돌이 장관에서 흡수되어 간장에 도달하고, 황산포합되어 수용성 인디칸으로 변화

▼

인디칸이 소변으로 배출되어
요중세균(특히 술파타아제나 우레아제를 가지고 있는 세균)과 반응

산소 농도가 높은 경우 ▼
인디고(인디고블루)로 변화,
소변 주머니에 부착

산소 농도가 낮은 경우 ▼
인디루빈(인디고레드)으로 변화,
소변 주머니에 녹아든다.

▼

보라색(청색)을 띤다.

요단백

urinary protein

검체 재료 | 소변

요단백은 신장이나 요관 등에 이상이 있으면 나타난다.

단백질의 종류와 질병[1]

양성

단백질 종류		질병
신전성 단백질	알부민 α_1-당단백 등	급성 감염증(발열), 정맥울혈 등
	헤모글로빈	용혈성 빈혈
	미오글로빈	골격근 장애
	벤스-존스 단백질	다발성 골수종 등
신성 단백질	알부민 α_1-당단백 등	사구체신염, 네프로제 증후군, 당뇨병성 신병증, 신부전, 통풍신
	β_2-마이크로글로불린 α_1-마이크로글로불린 등	중금속 중독, 급성 세뇨관 괴사, 네프로제 증후군, 유행성 출혈열, 용혈성 요독 증후군
신후성 단백질	알부모제, 케톤체, 뮤신류 단백질	요로감염증, 요로결석, 요로종양, 전립선 질환

기준치 **정성 : 음성 (-)**
정량 : 150mg/일 미만 (축뇨)

무엇을 볼까?

- 요단백이란 소변으로 배출되는 단백질을 말한다. 보통 사구체에서 여과되어 세뇨관으로 재흡수되므로 소변 속 단백질은 극히 미량만 남게 되는데, 질환 등으로 인하여 소변으로 단백질이 빠져나갈 수 있다.
- 요단백에는 운동성 단백뇨, 기립성 단백뇨 등 질환이 아닌 일과성 요단백이 있다는 점을 알아두자.

어떨 때 검사할까?

- 신장 질환이나 요관 등에 이상이 있으면 요단백이 나타나므로 해당 장기의 질환이 의심될 때는 중요한 지표가 된다.
- 정성 검사에서 양성이면 정량 검사를 실시한다.

관찰 포인트

▶ 만성 신장병(CKD[2])은 자각 증상 없이 증세가 서서히 나타나는 경우가 많으므로 단백뇨 발생 시기와 경과에 대한 정보를 수집하고 전신 상태와 수반 증상에 대하여 관찰한다.

전신 상태	체중, 수분 섭취량, 복부 둘레, 혈압, 빈혈, 권태감, 면역력 저하, 식욕 부진 등
수반 증상	안면 홍조, 관절통, 복통, 혈뇨, 부종 등

1 구리하라 다케시 감수, 《확 당겨 제대로 사용하는 검사치 읽는 법 포켓 사전》, 세이비도 출판, 2009.
2 CKD : chronic kidney disease

요당

urine sugar

검체 재료 | 소변

대부분 당뇨병 선별 검사(스크리닝 테스트)를 위해 시행한다.

양성

혈당치도 높은 경우

- 당뇨병
- 쿠싱 증후군
- 스테로이드 투여 시 등

혈당치는 정상인 경우

- 신성 당뇨
- 판코니 증후군
- 임신
- 약물 중독 등

기준치 **정성 : 음성 (-)**
정량 : 100mg/일 이하 (축뇨)

무엇을 볼까?

- 요당이란 소변 속에 나타나는 당을 가리킨다.
- 포도당은 건강한 사람의 소변 속에도 극히 미량 존재하는데 사구체에서 여과된 당은 거의 100% 근위세뇨관에서 재흡수된다.

어떨 때 검사할까?

- 요당 양성인 질환 중 가장 전형적인 것이 당뇨병이므로, 당뇨병 스크리닝 검사를 위해 시행하는 경우가 많다. 또한, 혈당치는 정상인데 요당치가 높은 신성 당뇨 진단의 보조 검사로도 이용한다.

다른 검사와의 관계

- 혈당치와의 관계를 살펴본다.

관찰 포인트

배뇨 상태· 소변 검사 결과	요량, 배뇨 횟수, 소변의 성상(요비중, 요pH), 요케톤체 등
당뇨병의 수반 증상	갈증, 다음, 다식, 부종, 체중 감소, 전신 권태감, 피부 건조, 면역력 저하 등

MEMO

요잠혈

urine occult blood

검체 재료 | 소변

소변 속에 존재하는 적혈구, 헤모글로빈, 미오글로빈을 검출하기 위해 시행한다.

양성

적혈구·헤모글로빈뇨 (혈뇨 출현)

- 신장·요로계 염증(급성·만성 신장염, 방광염, 요도염)
- 요로결석
- 종양(신 종양, 요관 종양, 방광 종양, 전립선암) 등

헤모글로빈뇨

- 부적합 수혈
- 용혈성 빈혈 등

미오글로빈뇨

- 심근경색 등
- 횡문근융해증

기준치 **정성 : 음성 (-)**

무엇을 볼까?

- 소변 속에 존재하는 적혈구(RBC[1]), 헤모글로빈(Hb[2]), 미오글로빈(Mb[3])을 검출하기 위해 시행하는 검사다.
- 신장이나 요관, 방광에 이상이 있는 경우, 소변 속에 적혈구가 혼입되기 때문에 이상 수치가 나타난다.

- 육안상 명확히 혈뇨가 보이는 것을 '육안적 혈뇨'라고 하는데, 요잠혈 검사는 육안으로 확인할 수 없는 '현미경적 혈뇨'를 확인하기 위해 시행한다.

다른 검사와의 관계

- 만성 신장병(CKD) 환자는 반드시 요정성, 요침사를 살펴본다.
- 단백뇨+혈뇨라면 사구체신염일 가능성이 높다.
- 신장 질환 이외에 요잠혈이 나타나는 경우는 요로결석, 악성 종양일 수 있으니 요세포진 등의 정밀 검사를 검토한다.

주의점

- 여성의 경우 생리혈이 섞이지 않았는지 등을 확인한다. 또한, 비타민 C(아스코르빈산)나 테트라사이클린계 항생제를 섭취하면 출혈이 있어도 거짓 음성이 나타날 수 있으므로, 검사 전날부터 비타민 C가 많이 함유된 음식물을 섭취하지 않도록 한다.

관찰 포인트

▶ 동통, 배뇨 곤란, 배뇨 시 통증, 발열 등의 수반 증상

1 RBC : red blood cell
2 Hb : hemoglobin
3 Mb : myoglobin

요침사

urinary sediment

검체 재료 | 소변

요단백, 요잠혈이 양성이거나 신장·요로 질환이 의심되는 경우에 검사한다.

이상

적혈구 다수 출현
- 급성·만성 신장염, 신장결석, 신장종양, 요로결석, 요도염, 요로종양 등

백혈구 다수 출현
- 요도염, 방광염, 신우신염 등

상피세포
- 방광염, 요도염, 방광암, 요도암, 세뇨관 상피의 경우 급성 세뇨관 장애 등

원주
- 급성·만성 신장염, 신우신염, 네프로제 증후군, 급성 세뇨관 장애 등

결정
- 신결석, 급성 신장염, 통풍 등

기준치 **적혈구 : 1시야에 5개 이내**
백혈구 : 1시야에 5개 이내
상피세포 : 1시야에 소수
원주 : 1시야에 0개
결정 : 1시야에 소량

무엇을 볼까?

- 현미경으로 소변을 관찰하여 적혈구, 백혈구, 상피세포, 원주, 결정 등을 조사한다.

어떨 때 검사할까?

- 요단백, 요잠혈이 양성이거나 신장·결석 질환이 의심되는 경우에 시행한다.
- 요정성 이상 유무에 상관없이 만성 신장병(CKD)이나 급성 신장손상(AKI[1])인 경우에는 요정성 검사와 요침사 검사를 함께 시행한다.

주의점

- 채뇨 후 1시간 이내의 신선뇨로 검사한다. 시간이 흐르면 검사 결과가 부정확해지므로 주의한다.
- 청결하게 채뇨한 소변으로 검사한다. 특히 여성의 소변은 외음부, 질 등의 분비물 속에 있는 다수의 백혈구, 상피세포, 세균 등이 섞일 가능성이 크므로 외음부를 깨끗이 씻은 후에 배뇨하되, 처음 나오는 소변과 마지막 소변은 버리고 중간뇨를 채취하도록 지시한다. 생리 중이라면 요침사 검사는 무의미하다.

관찰 포인트

배뇨 상태	배뇨 횟수, 1회 배뇨량, 배뇨 시간과 간격, 소변 성상, 배뇨 시 문제 등
신장 및 요로 질환의 수반 증상	타진통, 배뇨 곤란, 배뇨 시 통증, 잔뇨감, 발열, 복부 팽만감, 부종 등

1 AKI : acute kidney injury

케톤체

urine ketone bodies

검체 재료 | 소변

당뇨병 스크리닝, 또는 당뇨병 치료 중 치료 효과의 판단 기준으로 시행한다.

양성
- 당뇨병(특히 당뇨병 케톤 산증)
- 기아(당질 부족)
- 중증 탈수증
- 소화 흡수 장애 등

기준치 **정성 : 음성 (-)**

무엇을 볼까?

- 케톤체는 일반적으로 '아세톤체'라고도 하는데 공식적으로는 아세토아세트산, 베타하이드록시부티르산, 아세톤의 총칭이다.
- 어떤 이상으로 인하여 당분이 제대로 소비되지 않으면 에너지원으로 이용할 수 없어서 생명 활동을 유지할 수 없게 된다. 이때 당의 대체제로 간에서 생산되는 것이 케톤체다.
- 건강한 사람의 체내에는 케톤체가 거의 존재하지 않으므로 케톤체가 존재한다는 것은 어떤 질환이 생겼음을 의미한다. 그 대표 질환이 당뇨병이다.

어떨 때 검사할까?

- 당뇨병 등으로 당 대사가 저하되면 케톤체가 생산되므로 당뇨병 스크리닝으로 사용한다. 또한, 당뇨병을 치료 중이라면 치료 효과가 나타나는지 판단하는 기준의 하나로도 이용한다.

다른 검사와의 관계

- 당뇨병 케톤 산증은 응급성이 높고 치명적 상태를 초래할 수 있으므로 주의가 필요하다. 당뇨병 케톤 산증이 의심되는 경우에는 동맥혈 가스 분석으로 대사성 산증의 유무를 확인한다.

주의점

- 임상에서 가장 널리 사용되는 검사 방법은 요시험지 검사로, 이때는 반드시 배뇨 후 2시간 이내의 신선뇨를 사용한다.

관찰 포인트

▶ 장시간 금식 상태, 과다한 지방식, 탈수증 등 식사 상태에 영향을 받으므로, 식사나 수분 섭취 상태도 확인한다. 요중 케톤체가 양성인 경우, 혈당치와 혈중 케톤체 등의 검사가 이루어지는 경우도 많다.

MEMO

빌리루빈/우로빌리노겐

bilirubin/urobilinogen

검체 재료 | 소변

간·담도계 장애의 스크리닝, 경과 관찰을 위해 시행한다.

이상

빌리루빈, 우로빌리노겐 모두 이상
- 간세포성 황달(급성 간염, 간경변, 약물성 간 장애)

빌리루빈만 이상
- 폐쇄성 황달(간종양·결석, 담도폐쇄)

우로빌리노겐만 이상
- 용혈성 황달(용혈성 빈혈, 악성 빈혈)

기준치 **빌리루빈 : 정성 : 음성(−)**
우로빌리노겐 : ±~1+ (약양성)

무엇을 볼까?

- 빌리루빈은 담즙 색소의 주성분으로 혈중에 비정상적으로 증가하면 황달을 일으킨다.
- 우로빌리노겐은 장에서 빌리루빈이 장내세균에 의해 환원된 무색 물질이다.
- 우로빌리노겐 대부분은 대변으로 배출된다. 일부는 혈중으로 들어가 신장을 통과한 후 소변으로 미량(0.5~2.0mg/일) 배출된다.

- 우로빌리노겐은 간기능 장애와 체내 빌리루빈의 생성 항진(내출혈이나 혈관 내 용혈 등) 등으로 증가한다.

어떨 때 검사할까?

- 요중 빌리루빈, 우로빌리노겐 검사는 간·담도계 장애의 스크리닝, 경과 관찰을 위해 시행한다.

주의점

- 요빌리루빈은 빛에 의해 쉽게 분해되므로 신선뇨로 검사한다.
- 요우로빌리노겐은 일내변동(日內變動)이 심한 것이 특징으로, 야간과 오전 중에는 적고 오후 2~4시경에 가장 높다. 따라서 채취하는 시간이 일정해야 한다.

관찰 포인트

전신 증상	황달 정도, 안구 결막 색(누런 색), 권태감, 소양감, 발열, 식욕 부진 등
대변·소변의 상태	대변과 소변의 색 관찰

MEMO

요중 β_2- 마이크로글로불린

β_2-microglobulin

검체 재료 | 소변

신세뇨관 장애가 의심될 때 시행하는 검사로, 아침 첫 소변이 아닌 신선뇨를 사용하는 것이 바람직하다.

고

- 세뇨관 장애
- 악성 종양
- 간 장애
- 신부전
- 자가면역 질환
- 요독증
- 판코니 증후군 등

기준치 : 300μg/L 이하 (수시뇨)

무엇을 볼까?

- β_2-마이크로글로불린(β_2-MG)은 혈액, 타액, 유즙, 뇌척수액 등에 미량으로 존재하는 저분자 단백이다.
- 신사구체를 자유롭게 통과할 수 있고 근위요세관에서 99.9% 이상이 재흡수되어 이화(異化)된다.
- 세뇨관에 어떤 장애가 생기면 재흡수되지 않고 요중 β_2-MG 수치가 상승하기 쉽다.

어떨 때 검사할까?

- 신세뇨 장애가 의심될 때 시행한다.

다른 검사와의 관계

- 요중 β_2-MG가 상승한 경우, 혈중 β_2-MG 측정을 검토할 필요가 있다. 혈중 β_2-MG도 상승했다면 골수종이나 악성 림프종 등을 의심한다.

주의점

- 산성뇨는 정확한 수치가 나오지 않기 때문에 아침 소변이 아닌 신선뇨를 사용하는 것이 바람직하다.
- 신선뇨가 아닌 경우에는 pH의 영향을 적게 받는 요중 α_1- 마이크로글로불린을 대신 사용할 수 있다.

관찰 포인트

전신 증상	혈압, 부종 유무, 수분 I/O(Input & Output)
배뇨 상태	배뇨 횟수, 요량, 소변의 성상(색, 혈뇨 유무)

▶ 약제성(항생제, 항암제 등) 세뇨관 장애도 있으므로 복용 중인 약물의 종류를 확인하자.

MEMO

요중 미량알부민

urine albumin

검체 재료 | 소변

당뇨병 신장 기능 장애의 조기 발견, 이차성 신장 질환, 원발성 신장 질환인 신사구체 장애의 지표로 시행한다.

고

- 당뇨병성 신병증
- 동맥경화
- 요로계 이상(방광염, 전립선염 등) 등

기준치 30mg/일 이하 (축뇨)
30mg/L 미만, 27mg/g·Cr 미만 (수시뇨)

무엇을 볼까?

- 요중 극히 미량의 알부민(Alb)을 측정하는 검사다.
- 당뇨병의 3대 합병증은 '신경병증', '망막증', '신병증'으로, 그중 당뇨병성 신병증은 초기 단계부터 소변으로 알부민이 배출되는데, 일반 검사로는 검출되지 않아 음성으로 판단된다. 이때 유효한 검사가 미량알부민 측정이며, 30~300mg/일이면 '미량알부민뇨' 상태로 판단한다.

어떨 때 검사할까?

- 당뇨병 신장 기능 장애의 조기 발견, 이차성 신장 질환, 원발성 신장

질환인 신사구체 장애의 지표다.

- 미량알부민은 혈관 내피세포의 장애도 반영해 심혈관계 질환의 위험 요소로도 알려져 있다.

주의점

- 미량알부민은 일내변동이 크고, 임신 중이나 생리 중에도 변동한다. 특히 과도한 운동 후에 수치가 상승하기 쉬우므로 안정된 상태일 때 채뇨한다.

관찰 포인트 (당뇨병성 신병증의 경우)

전신 증상	전신 권태감, 오심·구토, 부종 유무, 체중 증가, 혈압, 수분 I/O
배뇨 상태	배뇨 횟수, 소변량, 소변의 성상
신경 증상	손발 마비, 신경 장애, 근육 경련 등의 유무
당뇨병의 정도	혈당치, 인슐린 사용, 경구 당뇨병약의 복용 상황

MEMO

요중 N-아세틸-β-D-글루코사미니다제

NAG (N-acetyl-β-D-glucosaminidase)

검체 재료 | 소변

주로 세뇨관 장애나 신장 이상의 조기 발견에 이용하는 검사로 신장 장애가 의심되는 경우에는 신장 기능을 함께 평가한다.

고

- 네프로제 증후군
- 급성·만성 신부전
- 사구체신염
- 간질신장염
- 당뇨병성 신병증 등

기준치 1.8~6.8U/일 (축뇨)
1.0~4.2U/L, 1.6~5.8U/g·Cr (수시뇨)

저

- 임상적 의의가 적다.

무엇을 볼까

- 요중 N-아세틸-β-D-글루코사미니다제(NAG)는 효소 중 하나로, 전립선과 신장에 존재하며, 그중에서도 근위세뇨관에 다량 존재한다.
- 분자량이 크기 때문에 건강한 사람은 소변에서 NAG가 거의 나오지 않는다.
- NAG가 소변에 나타나는 이유는 사구체·신장·세뇨관 장애 등인데, 특히 세뇨관 장애일 때 많이 나타난다.

어떨 때 검사할까?

- 주로 세뇨관 장애나 신장 이상의 조기 발견에 이용한다. 또한 스크리닝으로도 유용하며 신장 이식 후 약물에 의한 신장·세뇨관 장애 시 경과 관찰에도 이용한다.

다른 검사와의 관계

- 근위세뇨관의 괴사를 나타내는 표지이므로 신장 장애가 의심될 때는 신기능(BUN[1], Cr[2])을 동시에 평가할 필요가 있다.

주의점

- 요중 NAG 활성은 일내변동이 있어서 아침에 가장 높고 낮부터 저녁까지 낮아진다. 상온 보존 시 수일 안에 활성이 저하되므로, 냉장 또는 냉동으로 보존하거나 아침 소변을 검체 재료로 사용하는 경우가 많다.
- 산성뇨(pH 4.0 이하), 알칼리뇨(pH 8.0 이상)인 경우에는 활성이 저하되기도 한다.

관찰 포인트 (만성 신부전의 경우)

활력 징후	고혈압, 호흡 곤란, 부정맥, 체온
전신 증상	수분 I/O, 체중, 부종, 식욕 부진, 오심·구토, 권태감, 탈력감, 빈혈 증상
배뇨 상태	배뇨 횟수, 요량, 소변의 성상(색, 혈뇨 유무), 핍뇨가 나타난 시기
복용 중인 약물의 종류	신기능 저하에는 주의가 필요한 약이 있다(항부정맥약, 항생제 등).

1 BUN : blood urea nitrogen 2 Cr : creatinine

대변잠혈 반응

fecal occult blood test

검체 재료 | 대변

소화관 출혈을 의심할 때 시행하는 검사로 화학법과 면역법이 있다.

양성

식도~십이지장

- 식도염, 식도궤양, 식도암, 위궤양, 위암, 급성 위점막 병변 등

소장~항문

- 크론병, 대장암, 간암, 대장 폴립, 궤양성 대장염, 과민성 대장염, 외·내치핵, 치루 등

기준치 : 음성 (-)

무엇을 볼까?

- 입에서 항문까지 소화관 어딘가에 출혈이 있으면 대변에 혈액이 섞인다. 미량의 혈액을 검출하기 위해 시행하는 검사가 대변잠혈 반응이다.
- 대변잠혈 반응에는 화학법과 면역법이 있다.

어떨 때 검사할까?

- 소화관 출혈이 의심될 때 실시한다. 현재는 대변 속 인간 유래 헤모글로빈(Hb)에 특이적 반응을 보이는 면역법이 주류다.

다른 검사와의 관련

- 면역법은 하부 소화관 출혈 스크리닝 검사로 널리 이용된다. 상부 소화관 출혈은 위액에 의해 소화되어 Hb 항원성을 잃기 때문에 면역법으로 검사하면 음성 결과가 나온다.
- 면역법에 의해 대변잠혈 반응에서 양성이 나오면 하부 소화기 출혈을 의심해 대장내시경 검사를 시행한다.

주의점

- 면역법의 경우 검체 보전 상태가 불량하면 항원성을 잃어 거짓 음성을 나타내기도 하므로 반드시 전용 용기에 보관하여 2일 이내에 제출한다.

관찰 포인트

전신 증상	활력 징후, 빈혈 증상, 잇몸 출혈이나 치질 출혈
소화관 증상	위 부위 불쾌감, 복통, 복부 팽만감, 복부 팽창 등
배변 상태	대변의 굵기, 잔변감, 변비, 설사, 타르변 유무 등
다른 검사와의 관련	Hb, 염증 반응 등

MEMO

기생충란 검사

fecal helminth egg test

검체 재료 | 대변

여행자 설사증 감별 시에 시행하는 검사로 설사나 보통 변 모두 상관없다.

검사법과 기생충란[1]

검사법	기생충란
직접도말법	회충란
부유법	구충란, 동양모선충란(비중이 낮은 충란)
침전법	흡충란, 편충란(비중이 높은 충란)
셀로판테이프법	편충란, 무구조충란, 유구조충란

무엇을 볼까?

- 대변 속 기생충란의 유무를 확인한다.

어떨 때 검사할까?

- 여행자 설사증 감별을 위해 사용되는 경우가 많다. 아메바증, 람블편모충증(지아르디아증)이 의심될 때도 사용한다.

주의점

- 설사나 보통 변 모두 검사에는 지장이 없다.

관찰 포인트

일상생활	생활 지역과 환경, 해외 출입 여부, 식사 섭취 상황, 위생 상황
전신 증상	영양 상태
배변 상태	대변 성상, 항문 주위의 가려움 등
구충제	경구약 복용 여부 확인

COLUMN 변 배양에 몇 개의 배지가 필요할까?

배양은 세균성 장염의 기인균 동정에 중요한 검사이지만, 기인균마다 특수한 배지나 배양 조건이 필요하므로 상상 이상의 수고와 비용이 따른다.

어느 검사실에 기인균에 대한 아무런 상정 없이 변 배양을 의뢰한 경우, 예를 들어

- 병원성 대장균 : SMAC 한천 배지
- 살모넬라, 이질균 : S-S 한천 배지
- 장염 비브리오 : TCBS 배지
- 캠필로박터 : 스키로 배지, 미호기 조건 42° 배양, 3일간
- 예르시니아 : 예르시니아 선택 배지, 30° 배양

인 경우라면 동시에 5개의 배지를 사용해 배양해야 한다. 상세한 균 이름 동정이나 감수성 시험 등을 시행하는 경우는 비용이 더 많이 든다. 그러므로 대변 배양 의뢰 시에는 섭취 이력 등의 정보를 충분히 청취한 후, 최대한 목적균을 정하고 나서 의뢰하도록 유의하자.

1 에구치 마사노부, 《감사치 빠른 이해 가이드》 개정·증보 3판, 의학예술사, 2009.

대변 성상

stool condition

검체 재료 | 대변

타르변, 혈변, 회색변, 가는 변, 토끼똥 모양 변 등을 검사한다.

대변의 성상과 의심되는 질환명

대변의 상태	질환명
타르변	위암, 위·십이지장궤양, 식도정맥류, 급성 위 점막 병변
혈변	대장암, 직장암, 대장염, 궤양성 대장염
회색변	담도폐쇄, 중증 간염, 담석증, 담관암
가는 변	대장암, 직장암
토끼똥 모양 변	과민성 대장 증후군 등

무엇을 볼까?

- 대변의 모양이나 굳기, 색깔, 부착물에서 장관의 소화·흡수·분비 상태, 장 연동 운동, 협착, 출혈이나 염증, 담즙 색소 배설 상황을 판정한다.
- 현미경 검사에서는 음식물 잔사와 이상 생성물(점액, 농, 혈액, 결석, 조직 성분, 결정 등)의 유무 등을 검사한다.

어떨 때 검사할까?

- 타르변, 혈변, 회색변, 가는 변, 토끼똥 모양 변 등에 검사를 시행한다.

다른 검사와의 관련

타르변

- 흑색변이라고도 한다. 상부 소화관(식도, 위, 십이지장) 등에서 출혈이 산화되어 흑색을 띤다. 하지만 철분제를 복용해도 흑색변이 나올 수 있으므로 주의가 필요하다.

혈변

- 대변에 빨간 피가 섞인 상태로 하부 소화관인 대장의 병변 및 치핵에서 나타난다.

회색변

- 담석이나 담낭암 등의 담즙 분비 장애로 증상이 나타난다. 또한 췌장의 염증으로 인한 아밀라제 분비 장애에서도 백색이 나타나는 경우가 있다.

가는 변

- 대장암, 직장암, 문맥 협착 등에서 나타난다.

토끼똥 모양 변

- 과민성 대장 증후군을 비롯한 변비에서 나타난다.

관찰 포인트

전신 증상	황달, 권태감 등
배변 상태	변비나 설사, 배변 횟수, 배변량, 변 색깔, 치질 등
복부 증상	복통, 복부 팽만감, 복부 연동음 등

뇌척수액

cerebrospinal fluid

검체 재료 | 척수액

뇌수막염이나 뇌염 등의 중추 감염증, 자가면역 염증성 신경 질환, 악성 종양의 뇌척수막 침윤이 의심될 때 시행한다.

이상과 그 원인

뇌척수압

- 상승 : 뇌수막염, 뇌염, 뇌부종
- 하강 : 중증 탈수 상태, 거미막하강 폐색

성상

- 혼탁 : 뇌수막염
- 혈성 : 거미막하출혈, 뇌출혈
- 황색 : 거미막하출혈로 몇 시간 이상 경과된 것

세포 수/종류

- 림프구 증가 : 뇌수막염(바이러스성, 결핵성 등)
- 호중구 증가 : 화농성(세균성) 뇌수막염

총단백량 증가

- 뇌수막염, 뇌출혈, 뇌종양, 척수종양 등

당

- 증가 : 고혈당
- 감소 : 뇌수막염, 암성 뇌수막염

염소 감소

- 뇌수막염

기준치 **뇌척수압 : 60~150mmH_2O**
성상 : 무색, 물 같은 상태의 무색투명한 액체
세포 수/종류 : 0~5μL, 림프구 70%·단핵구 30%
총단백량 : 15~45mg/dL
당(glucose) : 45~85mg/dL
염소(Cl) : 120~130mEq/L

무엇을 볼까?

- 뇌척수액은 뇌실과 척수의 거미막하강에 존재하는 무색투명한 액체로 성인의 경우 약 500mL/일 정도 생산된다.
- 뇌나 뇌척수액에 이상이 생기면 뇌척수액의 성상이나 액압 등이 변화한다.

어떨 때 검사할까?

- 뇌수막염, 뇌염 등의 중추 감염이 의심되거나 길랭-바레 증후군, 다발성골수종으로 대표되는 자가면역 염증성 신경 질환, 또는 악성 종양의 뇌척수막 침윤이 의심될 때 시행한다.
- 경미한 거미막하출혈이 의심될 때도 혈액이 뇌척수액에 혼입되는 것을 확인하기 위해 시행한다.

주의점

- 검체는 약 1mL씩 용기에 나누어, 첫 번째 검체는 세균 배양 조사, 두 번째는 생화학, 세 번째는 세포 수, 네 번째는 기타 검사(악성 종양의 침윤이 의심되는 경우의 세포진 등)를 위해 제출한다.
- 검체를 채취할 때는 환자의 자세 유지에 주의한다.
- 뇌척수액의 당에 대한 평가는 혈당과 비교해서 이루어지므로, 혈당 측정도 동시에 한다. 채취한 뇌척수액은 신속히 검사실에 제출한다.

관찰 포인트 (요추천자 후)

▶ 검사 후 안정 시간은 의사의 지시에 따른다. 보통 4~6시간은 침상에 바로 누워서 안정을 취한다.

▶ 활력 징후, 뇌척수액압 저하 증상(두통, 구토, 현기증 등), 천자 부위 통증, 출혈, 뇌척수액의 누출을 관찰한다.

흉수

pleural effusion

검체 재료 | 흉수

'누출성 흉수'는 심부전, 신부전, 간부전 등의 전신 질환을 시사한다. '삼출성 흉수'는 종양이나 폐렴 등의 질환을 시사한다.

이상과 그 원인

누출성 (전신성)

- 울혈성 심부전, 신부전, 간부전, 저알부민혈증, 상대정맥 증후군 등

삼출성 (국소성)

- 종양성, 감염증(폐렴, 흉막염), 호흡기 질환(석면증, 사르코이드증), 식도 질환(식도 파열, 췌장 질환), 자가면역 질환(류마티스관절염, 전신홍반루푸스[SLE[1]] 등)

기타

- 농흉, 혈흉, 유미흉 같은 특수 상황(농흉의 경우에는 흉수 pH≦7.1, 당＜40mg/dL가 중요한 소견이 된다. 또한 농흉은 가슴관을 삽입해 배액이 필요한 질환이다.)

기준치 : 건강한 성인에게는 극히 소량만 존재한다.

무엇을 볼까?

- 흉수란 흉막강에 존재하는 액체를 가리키며 건강한 사람에게도 소량 존재한다. 생산과 흡수의 균형이 깨지면 흉수가 차게 된다.
- 정수압과 삼투압의 균형이 깨져 흉수가 새어 나오는 상태를 '누출성 흉수'라고 하며, 심부전, 신부전, 간부전 등의 전신 질환을 시사한다.

한편, 국소적으로 염증이나 종양으로 인해 흉수가 차는 상태를 '삼출성 흉수'라고 하며, 이는 종양이나 폐렴 등의 질환을 시사한다.

어떨 때 검사할까?

- 원인 불명의 흉수를 확인할 때 실시한다.

주의점

- 검사 중이나 검사 후에는 안정이 필요하므로 환자가 미리 배뇨·배변하도록 지시한다.
- 천자 부위에 적합한 자세를 유지할 수 있도록 베개나 오버베드테이블을 마련한다.

관찰 포인트

흉수의 양	성상, 색깔, 악취
호흡 상태	호흡음의 감약·소실, SpO_2나 동맥혈가스분압, 호흡 곤란, 기침의 유무
기흉 증상	흉통, 호흡 곤란, 마른기침, 발열 등
수분 I/O 균형	—
체중 변화	—

1 SLE : systemic lupus erytematosus

복수

ascites

검체 재료 | 복수

복수와 혈청알부민과의 비교가 중요하다.

이상과 그 원인

누출성 (전신성)

- 울혈성 심부전, 네프로제 증후군, 간경변증

삼출성 (국소적)

- 종양성, 복막염, 담낭염, 췌장염

기준치 : 건강한 성인에게는 극히 소량만 존재한다.

무엇을 볼까?

- 복수란 복강 안에 비정상적으로 고인 액체를 가리킨다. 건강한 사람에게도 존재하지만, 어떤 질환에 의해 정맥압이나 문맥압 등의 변화가 일어나면 복수가 차게 된다.

어떨 때 검사할까?

- 감염성 복수인지 확인하기 위한 진단 목적으로, 원인 불명 시의 정밀검사 목적으로 시행한다. 또한 출혈 유무를 확인하기 위해 시행한다.

다른 검사와의 관련

- 복수는 알부민(Alb)과의 비교가 중요하다.
- 중요한 공식으로 SAAG(serum-ascites albumin gradient)[혈청알부민-복수 알부민]이 있다. 'SAAG≧1.1g/dL'라면 문맥압이 항진되어 복수가 새어 나오는 상황으로 간경변증, 알코올성 간염, 울혈성 심부전, 협착성 심막염 등을 생각할 수 있다. 'SAAG<1.1g/dL'의 경우는 암성 복막염, 결핵성 복막염, 췌장염, 네프로제 증후군 등을 생각할 수 있다.

주의점

- 배양을 제출할 때는 청결에 유의해야 한다. 복수 천자를 시행하는 경우는 흡인기를 제대로 고정하도록 주의한다.
- 복수를 급속히 천자하면 혈압 저하가 나타나거나, 간경변증 환자라면 간성 뇌병증 악화로 이어질 수 있으므로 천자 속도와 양에 주의한다.

관찰 포인트 (복수 저류 환자)

- ▶ 복부 팽창, 복부 팽만감 유무 및 정도
- ▶ 오심·구토, 식욕 부진 유무
- ▶ 호흡 곤란 유무(복수 저류와 더불어 횡격막이 압박·거상되어 호흡 곤란이 발생하기 쉽다.)
- ▶ 부종 유무와 정도
- ▶ 수분 I/O 균형, 복부 둘레나 체중의 변화

골수 검사

bone marrow biopsy

검체 재료 | 골수

혈액 검사 이상이나 악성 종양의 침윤이 의심될 때 시행한다.

고

유핵세포 수 증가

- 급성 백혈병, 골수이형성 증후군, 만성 골수성 백혈병

거핵구 수 증가

- 특발성 혈소판 감소성 자반증, 만성 골수 증식성 질환

기준치 유핵세포 수 : $100 \sim 250 \times 10^3/\mu L$
거핵구 수 : $50 \sim 150/\mu L$

유핵세포 수 감소

- 재생불량성 빈혈, 저형성 백혈병 등

저

무엇을 볼까?

- 골수란 뼈 중심부에 존재하는 부드러운 조직으로, 백혈구와 적혈구 등의 혈구를 생산하는 이른바 조혈조직이다.
- 평가 시에는 백혈구, 적혈구, 혈소판의 수치가 모두 감소했는지, 일부 감소했는지, 또는 일부 증가했는지에 주목한다.

어떨 때 검사할까?

- 혈액 검사 이상이나 악성 종양의 침윤이 의심될 때 시행한다.
- 범혈구 감소나 혈액 성분 이상이 확인된 경우는 혈액 이상 진단이나 병태 파악 목적으로 시행한다. 또한 결핵 같은 일부 감염증의 진단 목적으로 시행한다.

주의점

- 도말 표본은 응고되므로 즉시 제작해야 한다.
- 고통이 따르는 검사이므로 환자의 불안을 배려하여 검사 목적과 방법을 설명하고 이해를 구한다.
- 검사 후에는 4~6시간 동안 침상에서 안정을 취해야 하므로 환자에게 미리 배뇨·배변하도록 지시한다.

관찰 포인트

▶ 검사 후에는 천자 부위의 통증, 출혈, 혈압 저하 등의 쇼크 상황에 주의한다. 특히 출혈 경향이 있는 환자는 천자 부위의 압박 고정에 유의하며 관찰한다.

▶ 골수 검사를 요하는 환자의 경우, 백혈구, 혈액상, 출혈 시간 등의 각종 데이터 외에도 빈혈 증상, 출혈 경향, 감염 징후에 대하여 관찰한다.

MEMO

관절액

synovial fluid

검체 재료 | 관절액

관절의 종창이나 통증이 있을 때 화농성(세균성), 비화농성, 결정성(통풍, 거짓통풍), 외상성 관절염 등을 감별하기 위해 검사한다.

이상과 그 원인

색

- ① 투명~황색 : 변형성 관절염 등
- ② 불투명~반투명 : 류마티스관절염, 통풍 등
- ③ 불투명~황(녹)색 : 화농성 관절염

백혈구 수

- ① 200~2,000/μL : 변형성 관절염, 외상성 관절염 등
- ② 2,000~50,000/μL : 류마티스관절염, 통풍 등
- ③ 50,000/μL 이상 : 세균 감염성 관절염, 결핵성 관절염, 바이러스성 관절염 등

기준치 **색 : 담황색**
투명도 : 투명
점성도 : 강한 점성
백혈구 수 : 200/μL 이하

무엇을 볼까?

- 관절액은 '윤활액'이라고도 하며 관절의 뼈와 뼈 사이에 있는 투명한 점성 액체로 관절연골을 덮어 윤활 작용을 한다.

- 윤활 작용을 하는 이유는 관절액의 성분 중 하나인 히알루론산의 점성을 가지고 있기 때문이다.

어떨 때 검사할까?

- 관절의 종창이나 동통이 있을 때 화농성(세균성), 비화농성, 결정성(통풍, 거짓통풍), 외상성 관절염 등을 감별하기 위해 시행한다.

다른 검사와의 관련

- 관절액 그람 염색, 세균 배양 및 백혈구 수, 당 수치를 측정해 감별한다.

관찰 포인트 (천자 후)

▶ 검사 후에는 천자 부위의 동통, 출혈, 감염 징후에 주의하며 관찰한다.

전신 증상	발열, 전신 권태감, 피로
관절 증상	통증, 부종, 열감, 운동 제한, 관절 변형

MEMO

Part II

혈액 검사

1. 혈구 수 산정·혈액상
2. 혈액 응고·섬유소 용해 검사

백혈구 수

WBC (white blood cell)

검체 재료 | 혈액

감염이나 혈액 질환 등을 포함한 여러 질환이 있을 때 이상 수치를 보인다. 일상 진료에서 필수 검사다.

고

- 폐렴, 편도염, 급성 충수염 등의 감염증
- 백혈병
- 심근경색
- 알레르기성 피부염 같은 알레르기 질환 등

기준치 성인 : 4,000~8,000/μL
소아 : 5,000~13,000/μL
유아 : 5,000~18,000/μL
신생아 : 9,000~30,000/μL

- 중증 패혈증
- 재생불량성 빈혈
- 전신홍반루푸스(SLE[1])
- 항암제 투여 등

저

무엇을 볼까?

- 백혈구(WBC)는 이물질이나 세균을 탐식해 소화 분해하는 작용을 한다. 염증성 질환 등이 발생하면 백혈구 수도 증가한다.
- 백혈구 감소 시에는 화학요법 후 골수 억제로 인한 영향, 혈액 질환,

교원 질환, 약물의 영향 등을 고려해야 한다.

어떨 때 검사할까?

- 백혈구 수는 감염이나 혈액 질환 등을 포함한 여러 질환에서 이상 수치를 보이므로 필수 검사다.

다른 검사와의 관계

- 백혈구에는 호중구, 림프구, 호산구, 단핵구, 호염기구가 있다. 백혈구 수의 증가, 감소 시에는 어떤 백혈구가 증감했는지 확인한다.
- 백혈구 수의 증가는 감염을 시사할 가능성이 높다. C반응성 단백(CRP[2])이나 적혈구 침강 속도(ESR[3]) 등의 검사 항목도 함께 판단한다.
- 백혈구 수가 감소하면 적혈구·혈소판 수치도 주목한다.

주의점

- 격한 운동이나 목욕 직후, 식사 직후 등에는 일시적으로 증가하므로 안정 시 또는 식사 전에 채혈하는 것이 바람직하다.

관찰 포인트

증가	① 활력 징후 ② 염증 징후(발적, 종창, 발열, 통증) ③ 감염 경로 ④ 출혈 유무와 정도
감소	① 활력 징후 ② 감염 징후(발열, 기침 등) ③ 약물 사용 유무와 종류(항암제, 항생제 등) ④ 방사선 치료 내용과 장애 정도

1 SLE : systemic lupus erythematosus
2 CRP : C-reactive protein 3 ESR : erythrocyte sedimentation rate

백혈구 감별 계산

white blood cell differential count

검체 재료 | 혈액

백혈구 수의 증가, 감소가 확인될 때 검사한다.

증

호중구
- 세균성 감염증, 백혈병, 심근경색, 외상, 화상 등

림프구
- 림프성 백혈병, 바이러스 감염 등

호산구
- 알레르기 질환, 성홍열, 기생충 질환 등

단핵구
- 결핵, 만성 골수 단핵구성 백혈병, 홍역 등 발진성 감염증 등

호염기구
- 만성 골수성 백혈병, 알레르기 질환 등

기준치[1]
호중구 (분엽) : 40~70%
림프구 : 20~50%
호산구 : 0~7%
단핵구 : 4~12%
호염기구 : 0~1.5%

감

호중구
- 재생불량성 빈혈, 급성 백혈병, 바이러스 감염증 등

림프구
- 감염증(결핵, HIV[2] 등), 전신홍반루푸스(SLE) 등

무엇을 볼까?

- 백혈구 감별 계산은 혈액 내에 존재하는 여러 종류의 백혈구를 감별하여 각각의 비율과 수치를 파악하는 것이다.

어떨 때 검사할까?

- 백혈구 수의 증가, 감소가 확인될 때 시행한다.

백혈구의 종류와 증감에 따른 증상·질환

호중구	**증가** : 감염증, 염증. 스테로이드 투여로 인한 영향 **감소** : 백혈병이나 재생성 빈혈 등의 혈액 질환. 기타 중증 감염증, 항암제 투여로 인한 골수 억제의 영향
림프구	**증가** : 각종 바이러스 감염증 **감소** : 전신홍반루푸스, HIV 감염 등
호산구	**증가** : 알레르기나 기생충 감염. 만성적으로 1,500μL 이상의 호산구가 지속되는 경우는 호산구 증가 증후군(HES[3])을 고려한다.
단핵구	**증가** : 결핵, 만성 골수단핵구백혈병 등
호염기구	**증가** : 만성 골수성 백혈병 등

주의점

- 채혈 후 2~3시간 안에 측정한다.
- 격렬한 운동이나 목욕 직후, 식사 직후 등에는 일시적으로 증가하기 때문에 안정 시나 식사 전에 채혈하는 것이 바람직하다.

1 기준치 참고 출처 : GC녹십자의료재단
2 HIV : human immunodeficiency virus
3 HES : hypereosinophilic syndrome

적혈구 수 / 헤마토크릿 / 헤모글로빈

RBC (red blood cell) / Ht (hematocrit) / Hb (hemoglobin)

검체 재료 | 혈액

스크리닝 목적으로 빈혈과 적혈구 증가증 유무 및 그 정도를 알아보기 위해 검사한다.

고

- 진성 적혈구 증가증
- 만성 호흡기 질환 등 이차성 적혈구 증가증
- 스트레스, 탈수 등

기준치 **적혈구 수 : 남성 : 430~570 × 10^4/μL**
여성 : 380~500 × 10^4/μL
헤마토크릿 수치 : 남성 : 39~52%
여성 : 34~44%
헤모글로빈 양 : 남성 : 13.5~17.5g/dL
여성 : 11.5~15.0g/dL

- 빈혈(재생불량성 빈혈, 철 결핍성 빈혈, 철적혈모구빈혈, 용혈성 빈혈, 신장성 빈혈 등)
- 간 장애, 출혈 등

저

무엇을 볼까?

- 적혈구(RBC)는 원반 모양을 한 혈액의 주성분 중 한 가지로, 총 중량의 약 1/3을 헤모글로빈(Hb)이 차지하고 있다. Hb은 산소를 신체의 각 조직으로 운반하고 이산화탄소를 폐로 배출하는 작용을 한다.

- 헤마토크릿(Ht)이란 혈액 속에 차지하는 적혈구 용적 비율을 가리킨다.

어떨 때 검사할까?

- 빈혈과 적혈구 증가증의 유무 및 그 정도를 조사하기 위해 시행한다.
- 스크리닝을 목적으로 검사한다.

주의점

- 자세, 성별, 연령에 따라 변화한다. 누운 자세에서는 선 자세에서보다 약 10% 낮은 수치가 나오기 때문에 입원 중에는 일정한 자세에서 측정한다.
- 채혈할 때는 응고를 방지하기 위해 단시간에 시행한 뒤 신속히 전용 채혈관에 주입하여 고루 섞는다.
- 검체는 신속히 검사실에 제출한다. 격렬한 운동 후에는 적혈구량이 증가하므로 가능한 한 안정된 상태에서 채혈한다.

관찰 포인트

높은 수치	흉통, 호흡 곤란, 두통, 안면홍조, 현기증, 이명, 코피, 출혈 경향, 가려움증, 청색증, 탈수 정도, 스트레스, 심한 설사·구토, 화상 정도
낮은 수치	① 일반 증상 -심계항진, 현기증, 호흡 곤란, 기립성 어지럼증, 피부·점막 창백, 두통 ② 신체 소견 -황달(용혈성 빈혈), 빈혈성 결막염, 혀염, 손톱 변형, 신경 증상(악성 빈혈)

적혈구 분포 폭

RDW (red blood cell distribution width)

검체 재료 | 혈액

적혈구 크기의 다양성을 나타내는 수치로 빈혈을 감별할 때 검사한다.

고

- 엽산 결핍증
- 비타민 B_{12} 결핍증
- 자가면역성 용혈성 빈혈
- 골수섬유증
- 빈혈성 이상 혈색소증
- 지중해성 빈혈 등

기준치 : 11.5~13.8% (CV법)
50fL 이하 (SD법)

저

- 임상적 의의는 적다.

무엇을 볼까?

- 적혈구 분포 폭(RDW)이란 적혈구 크기의 다양성(적혈구들의 크기가 얼마나 서로 다른지)을 나타내는 수치다.

어떨 때 검사할까?

- 빈혈을 감별할 때 참고한다.
- 스크리닝을 목적으로 검사한다.

다른 검사와의 관계

- 평균 적혈구 용적(MCV[1])과 RDW를 조합하면 빈혈의 원인을 감별할 수 있다.
- RDW 감소의 경우 임상적 의미는 없으며, 기준치이거나 수치가 높을 때* 의미를 가진다.

주의점

- 채혈할 때는 응고를 방지하기 위해 단시간에 시행한 뒤 신속히 전용 채혈관에 주입하여 골고루 섞는다. 또한, 질환에 따라서는 단시간에 혈구 변성을 일으키기 때문에 검체는 신속히 검사실에 제출한다.
- 격렬한 운동 후에는 적혈구량이 증가하므로 가능한 한 안정된 상태에서 채혈한다.

관찰 포인트

MCV와 함께 빈혈의 종류를 상정한 뒤 관찰한다.

	MCV 상승	MCV 정상	MCV 저하
RDW 상승 (불균일 분포)	엽산 결핍증, 비타민 B_{12} 결핍증, 자가면역성 용혈성 빈혈	철 또는 엽산 결핍증 초기, 골수섬유증, 빈혈성 이상 혈색소증	철 결핍증, 지중해성 빈혈, 헤모글로빈 이상, 적혈구 파괴 증후군
RDW 정상 (균일 분포)	재생불량성 빈혈, 백혈병 전조 증상	만성 간 질환, 수혈 시행, 출혈성 빈혈, 백혈병, 화학요법 시행	지중해성 빈혈, 만성 질환

순환기계 관찰 : 호흡 곤란, 심계항진

1 MCV : mean corpuscular volume

* 최신 연구에 따르면 RDW 상승은 환자의 예후 불량 인자로 주목받고 있다.

적혈구 지수

MCV (mean corpuscular volume) / MCH (mean corpuscular hemoglobin)
MCHC (mean corpuscular hemoglobin concentration)

검체 재료 | 혈액

헤모글로빈 수치가 낮아 빈혈을 확인할 때, 빈혈의 종류를 알기 위해 검사한다.

이상 수치와 예측되는 질환

MCV : 80fL 이하, MCH : 26pg 이하
- 소구성 저색소빈혈(철 결핍성 빈혈, 철적혈모구빈혈, 지중해성 빈혈)

MCV : 81~100fL, MCH : 26~35pg
- 정구성 정상색소빈혈(용혈성 빈혈, 급성 출혈, 신장성 빈혈, 재생불량성 빈혈 등)

MCV : 101fL 이상, MCHC : 32~36%
- 대구성 정상색소빈혈(거대적혈모구빈혈, 재생불량성 빈혈 등)

기준치 MCV : 85~102fL
MCH : 28~34pg
MCHC : 남성 : 31.6~36.6%
여성 : 30.7~36.6%

무엇을 볼까?

- 빈혈의 종류에 따라 적혈구 수(RBC), 헤모글로빈(Hb) 농도, 헤마토크릿(Ht) 수치의 관계는 변화한다. 그 관계를 조사하여 빈혈의 종류를 알아내는 것이 적혈구 지수다.

어떨 때 검사할까?

- Hb 수치가 낮아서 빈혈을 확인할 때 참고한다.

주의점

- 자세, 성별, 연령에 따라 변화한다. 누운 자세는 선 자세보다 약 10% 낮게 나오기 때문에 입원 중에는 일정한 자세에서 측정한다.
- 채혈은 응고를 방지하기 위해 단시간에 시행한 뒤, 신속히 전용 채혈관에 주입해 고루 섞는다.
- 질환에 따라서는 단시간에 혈구 변성을 일으키므로 검체는 신속히 검사실로 보낸다. 격렬한 운동 후에는 적혈구량이 증가하므로 가능한 한 안정된 상태에서 채혈한다.

관찰 포인트 (빈혈 증상)

▶ 호흡 곤란, 심계항진, 이명, 저림, 집중력 저하, 피부 감각 이상, 식욕 부진, 혀염, 변비, 발열, 발한 등

MEMO

혈소판 수

PLT (platelet)

검체 재료 | 혈액

출혈 경향이 보이는 경우나 혈액 질환·감염증·간 질환, 교원병이 의심될 때 검사한다.

고

- 본태성 혈소판 증가증
- 만성 골수성 백혈병
- 진성 적혈구 증가증
- 출혈, 외상, 비장 적출 후 등

기준치 : 15~34×10⁴/μL

- 재생불량성 빈혈
- 급성 백혈병
- 거대적혈모구빈혈
- 파종성 혈관 내 응고 증후군(DIC[1])
- 특발성 혈소판 감소성 자반증, 간경변 등

저

무엇을 볼까?

- 혈소판(PLT)은 혈액 속 유형 성분 중 하나다. 주요 기능은 지혈 작용으로, 혈관이 손상되면 혈관벽에 모여들어 출혈을 막는 역할을 한다.

어떨 때 검사할까?

- 출혈 경향이 보이는 경우나 혈액 질환·감염증·간 질환, 교원병이 의

심될 때 실시한다.

주의점

- 채혈 시 혈액 응고를 완전히 방지하기 위해 정해진 양을 정확하게 전용 시험관에 주입하고 곧바로 EDTA[2](항응고제)와 반응시킨다.

관찰 포인트

증가	**혈전증의 질환 유무와 그 정도** ① 뇌경색의 유무 -의식 상태와 마비의 출현 및 정도 ② 심근경색의 유무 -흉통의 유무와 정도 ③ 사지의 세동맥혈전 -손발 저림, 통증의 유무와 정도
감소	**출혈 경향** ① 피부, 점막 등의 출혈 유무와 그 정도 ② 질환의 유무와 그 정도 ③ 치료 내용 파악 ④ 약물 사용력

MEMO

1 DIC : disseminated intravascular coagulation
2 EDTA : ethylene-diamine-tetraacetic acid

출혈 시간

bleeding time

검체 재료 | 혈청

혈소판의 수나 지혈 기능 등의 이상을 알아보기 위한 검사다.

연장

혈소판 수 감소

- 재생불량성 빈혈, 특발성 혈소판 감소성 자반증, 급성 백혈병, 파종성 혈관 내 응고 증후군(DIC) 등

혈소판 기능 저하

- 혈소판무력증, 요독증 등

혈관 이상

- 유전성 출혈성 모세혈관확장증 등

기타

- 항혈소판제 복용 등

기준치 : 1~3분 (Duke법)
1~8분 (Ivy법)

단축

- 불충분한 천자 등을 생각해볼 수 있으며 병적 의미는 없다.

무엇을 볼까?

- 출혈 시간이란 피부에 미세한 상처를 내서 출혈을 일으킨 다음 지혈되기까지 걸리는 시간을 알아보는 검사다. 귓불을 천자하는 Duke법, 아래팔을 천자하는 Ivy법이 있다.
- 혈소판의 수나 지혈 기능 등의 이상을 조사한다.

어떨 때 검사할까?

- 혈소판의 양적·질적 이상의 스크리닝 검사나 수술 시 이상 출혈을 예측하기 위해 시행한다.

관찰 포인트

연장	① 과거의 출혈 경향, 지혈이 잘 안 되는 상황 유무 ② 가족 중 출혈 경향이나 지혈이 잘 안 되는 사람이 있는지 확인 ③ 피부 상태 확인 -점상 출혈 유무, 코피 유무, 자반 유무 ④ 약물 사용 상황 -NSAIDs[1], 항혈소판제, 항암제 투여 유무 ⑤ 방사선요법의 내용
단축	① 귓불이 차갑지 않은지 확인 ② 검체 채취의 기술적 문제는 없는지 확인 ③ 재검사를 고려

1 NSAIDs : nonsteroidal antiinflammatory drugs

프로트롬빈 시간

PT (prothrombin time)

검체 재료 | 혈청

프로트롬빈은 지혈 작용에서 중심 역할을 담당하므로 외인계 이상을 찾을 때 시행한다.

단축

- 임상적 의의는 적다.

기준치 : 9~15초
활성 : 70~100%

연장

- 선천성 응고인자 결핍증(I, II, V, VII, X)
- 비타민 K 결핍증
- 간 장애(간경변증, 급성 간염 등)
- 파종성 혈관 내 응고 증후군(DIC), 약물 투여(와파린 등)

무엇을 볼까?

- 프로트롬빈은 지혈 작용에서 중심 역할을 담당한다.
- 프로트롬빈 시간(PT)은 외인계의 이상을 찾는 데 이용한다.

어떨 때 검사할까?

- 활성화 부분 트롬보플라스틴 시간(APTT[1])과 함께 시행하면 응고인자 이상 스크리닝 검사로 사용할 수 있다.

주의점

- 혈액 응고 반응은 채혈 시점부터 시작되므로 신속히 채혈을 시행한다.
- 용혈이 없도록 주의한다.
- 채혈 후에는 온도의 영향을 받기 쉬우므로 신속히 검사실에 제출한다.

관찰 포인트

연장	① 질환의 유무 ② 선천성 응고인자 결핍이나 이상 유무 ③ 가족 중에 출혈 경향을 가진 사람이 있는지 확인 ④ 비타민 K 섭취 부족이나 흡수 장애, 담즙 등의 유출 상태 ⑤ 간 장애 유무 ⑥ 약물 사용 상황 - 와파린, 헤파린, 항생제 복용 여부 ⑦ 출혈반의 유무
단축	① 채혈이 잘 되었는지 확인 - 불충분한 경우 다시 채혈한다. ② 질환의 이해 - 혈전증 유무 확인 ③ 임신, 고령으로 인한 생리적 변동을 고려

MEMO

1 APTT : activated partial thromboplastin time

활성화 부분 트롬보플라스틴 시간

APTT (activated partial thromboplastin time)

검체 재료 | 혈장

프로트롬빈 시간과 함께 실시하면 응고인자 이상의 스크리닝 검사로 사용할 수 있다.

단축
- 임상적 의의는 적다.

기준치 : 25~45초

연장
- 선천성 응고인자 결핍증(I, II, X, VIII, IX, X, XI, XII)
- 비타민 K 결핍증
- 혈우병A, 혈우병B
- 간 장애, 파종성 혈관 내 응고 증후군(DIC), 약물 투여(헤파린) 등

무엇을 볼까?

- 프로트롬빈 시간(PT)이 외인계 응고인자를 검사하는 데 반해, 활성화 부분 트롬보플라스틴 시간(APTT)은 내인계 응고인자 이상을 찾는 데 이용한다.

어떨 때 검사할까?

- PT와 함께 시행하면 응고인자 이상 선별 검사로 이용할 수 있다.
- 항응고요법(헤파린)의 지표로 사용한다.

주의점

- 3.2% 구연산나트륨 첨가 튜브에 혈액을 정확히 채취하여 거품이 나지 않도록 조심하며 몇 번 섞어준다.
- 혈액 응고 반응은 채혈 시점부터 시작되므로 신속히 채혈한다.
- 용혈이 없도록 주의한다.
- 채혈 후에는 온도의 영향을 받기 쉬우므로 곧바로 검사실에 제출한다.

관찰 포인트

	PT 정상	PT 연장
APTT 정상	혈관·혈소판 장애	제VII인자 결핍 와파린 복용
APTT 연장	제VIII, IX, XI, XII인자 결핍 혈우병A-제VIII인자 결핍 혈우병B-제IX인자 결핍 출혈 경향 관찰 관절 내 출혈 유무 근육이나 피하 출혈의 유무 가족력 확인 헤파린 투여	피브리노겐, 프로트롬빈, 제V, X인자 결핍, DIC 간 장애 항생제 투여로 인한 비타민 K 결핍 헤파린 영향

MEMO

트롬보 테스트

TT (thrombo test)

검체 재료 | 혈장

항응고제 와파린의 효과를 모니터할 때 시행한다.

고

- 임상적 의의는 적다.

기준치 : 70~130%

- 간 장애(간염, 간경변 등)
- 비타민 K 결핍증
- 선천성 응고인자 결핍증(II, VII, X)
- 경구 항응고제 투여 시(와파린 등)
- 파종성 혈관 내 응고 증후군(DIC) 등

저

무엇을 볼까?

- 트롬보 테스트(TT)는 제 II, VII, X 응고인자의 활성을 측정하는 검사다.

어떨 때 검사할까?

- TT, 헤파플라스틴 테스트(HPT[1]) 모두 비타민 K 의존성 응고인자(II, VII, X) 활성과 PIVKA[2]에 의한 저해를 포함한 응고 기능의 종합적인 평가를 목적으로 시행한다.
- 항응고제 와파린의 효과를 모니터할 때 실시한다.

관찰 포인트 (와파린 복용 시)

15% 이상	① 와파린 효과 부족 -복용량(과소 복용), 식사 내용 확인 ② 비타민 K를 다량 포함한 식품, 비타민 K 활성화를 촉진하는 식품(낫토)의 섭취 여부
5% 이하	**와파린 효과 과잉** -복용량 확인(과다 복용), 출혈의 유무와 정도, 지혈 곤란 상태

케어 포인트 (와파린 복용 시)

출혈 예방	-채혈 시에는 충분히 지혈한다. -잇몸 출혈을 피하기 위해 부드러운 칫솔모를 사용하거나 액상 치약을 사용한다. -건조해서 피부가 갈라지는 것을 피하고 필요하면 보습크림을 발라 피부를 보호한다. -의류나 침구 등의 마찰을 피하고 피부 보호에 힘쓴다.
약물 관리	-항응고요법에 대한 주의점을 환자의 자기 관리 상태에 따라 설명 및 지도한다. -지시대로 복용량을 정확하게 투여한다.
안전 대책	-마찰이나 타박, 외상에 따른 출혈에 주의한다. -발치나 수술 등을 할 경우는 복용 조절이 필요할 수 있다는 사실을 염두에 둔다.
식사 관리	-비타민 K를 다량 함유한 과일, 비타민 K 활성화를 촉진하는 낫토의 섭취를 금지한다.

1 HPT : hepaplastin test
2 PIVKA : protein induced by vitamin K absence or antagonist

헤파플라스틴 테스트

HPT (hepaplastin test)

검체 재료 | 혈장

비타민 K 결핍 상태, 간 질환, 파종성 혈관 내 응고 증후군, 응고인자 결핍증 등을 평가하기 위해 시행한다.

고

- 임상적 의의는 적다.

기준치 : 70~130%

- 간 장애(간염, 간경변 등)
- 비타민 K 결핍증
- 선천성 응고인자 결핍증(II, VII, X)
- 경구 항응고제 투여 시(와파린 등)
- 파종성 혈관 내 응고 증후군(DIC) 등

저

무엇을 볼까?

- 헤파플라스틴 테스트(HPT)란 혈액 응고인자 제 II, VII, X의 활성화를 확인하는 검사다.

어떨 때 검사할까?

- HPT, 트롬보 테스트(TT) 모두 비타민 K 의존 응고인자(II, VII, X) 활성과 PIVKA에 의한 저해를 포함한 응고 기능 평가를 목적으로 시행한다.

- 비타민 K 결핍 상태, 간 질환, DIC, 응고인자 결핍증 등을 평가할 때 실시한다.

주의점

- 검사용 검체는 즉시 측정하는 것이 원칙이지만, 몇 시간 이내라면 냉장고 또는 얼음에 보존해도 괜찮다. 혈장 분리 후 바로 −80℃ 냉동고에서 동결하면 1개월 정도 보존이 가능하다.[1]

관찰 포인트

HPT 연장에 따른 간기능 장애나 비타민 K 결핍 상태에 대해 관찰한다. 구체적으로는 다음 항목을 참고하자.

- ▶ 황달 유무
- ▶ 출혈 유무, 출혈반 유무, 지혈 곤란 상태
- ▶ 의식 상태의 변화

케어 포인트

간기능 장애가 확인되는 환자에 대해서는 다음 내용에 유의한다.

- ▶ 출혈 시의 응급 처치 방법을 확인해둔다.
- ▶ 피부나 구강 점막, 코점막에 상처가 나지 않도록 주의한다.
- ▶ 가려운 느낌을 줄이기 위해 노력한다.
- ▶ 타박이나 외상으로 출혈이 생기지 않도록 주의한다.

1 가나이 미사미쓰 편, 《임상검사법제요(제32판)》, 가네하라 출판, 2005 : p.381

피브리노겐

Fg (fibrinogen)

검체 재료 | 혈장

혈전이나 출혈 경향을 평가하기 위해 검사한다.

고

- 감염증
- 악성 종양
- 혈전증(뇌경색, 심근경색)
- 임신, 헤파린 투여 중지 후 등
- 네프로제 증후군 등

기준치 : 200~400mg/dL

- 파종성 혈관 내 응고 증후군(DIC)
- 간 장애
- 대량 출혈
- 무·저 피브리노겐혈증
- 약물성(L-asparaginase) 등

저

무엇을 볼까?

- 피브리노겐(Fg)은 혈액 응고인자 중 제1인자다.

어떨 때 검사할까?

- 혈전이나 출혈 경향을 평가한다. 피브리노겐이 소비되는 DIC 진단

에 사용한다.

- 피브리노겐은 간에서 생산되는 급성기 반응성 단백의 하나이므로, 감염증 등의 염증 질환의 평가를 목적으로 시행한다. 또한, 간에서 생산되기 때문에 간 장애를 평가할 때 시행한다.

관찰 포인트

증가	① 혈전 형성에 관련된 증상 관찰 -활력 징후 변화 -흉통의 유무와 정도 -의식 장애의 유무와 정도 -운동 장애의 유무와 정도 ② 약물 투여 파악 -헤파린 사용 상황 -혈액 제제 사용 상황
감소	**출혈 경향 유무** -소화기 증상 유무 -출혈(토혈, 하혈의 유무와 정도) -활력 징후 변화

케어 포인트

- ▶ 출혈을 동반하는 검사나 처치 시 등에는 충분히 지혈한다.
- ▶ 피하 출혈이나 잇몸 출혈, 코피에 주의하고 외부 자극을 주지 않도록 한다.
- ▶ 전신 상태의 급격한 변화에 대한 응급 처치 방법을 확인해둔다.
- ▶ 지시받은 약물이나 혈액 제제를 정확히 투여한다.
- ▶ 타박이나 외상에 의한 출혈이 생기지 않도록 주의한다.

피브린·피브리노겐 분해 산물

FDP (fibrin fibrinogen degradation product)

검체 재료 | 혈장

혈중 피브리노겐 또는 피브린이 플라스민에 의해 분해되어 생긴 것으로 섬유소 용해 항진을 평가하기 위해 검사한다.

고

- 1차 섬유소 용해 항진, 2차 섬유소 용해 항진
- 파종성 혈관 내 응고 증후군(DIC)
- 혈전증, 경색
- 악성 종양
- 대동맥박리
- 복수, 흉수 저류
- 간경변
- 우로키나제 대량 투여 시 등

기준치 : 5μg/mL 미만

무엇을 볼까?

- 피브린·피브리노겐 분해 산물(FDP)은 혈중 피브리노겐 또는 피브린이 플라스민에 의해 분해되어 생긴 것을 가리킨다.

어떨 때 검사할까?

- 섬유소 용해 항진을 평가하기 위해 실시한다. 섬유소 용해에는 1차 섬유소 용해와 2차 섬유소 용해가 있다. 1차 섬유소 용해는 피브리노

겐을 분해하고(혈전 형성은 없음), 2차 섬유소 용해는 생성된 피브린(혈전)을 분해한다. 일반적으로 섬유소 용해 항진 시에는 1차 섬유소 용해와 2차 섬유소 용해가 공존한다.

관찰 포인트 (DIC 시)

활력 징후 변화

▶ 급격한 혈압 저하, 쇼크 상태 출현

의식 수준 변화

▶ 두개 내 출혈과 관련된 증상 관찰

출혈 경향

▶ 구강 내 출혈, 피하 출혈(자반), 위장관 출혈, 혈뇨 등

기초 질환 유무

다른 검사 결과 확인

▶ 혈소판 감소, 출혈 시간 연장, 프로트롬빈 시간 연장, 트롬빈 시간 연장

케어 포인트

증상 관찰	- 출혈 경향의 증가를 확인한다. - 소화기 출혈의 유무를 확인한다. - 배설물의 성상을 확인한다. - 쇼크 증상의 출혈 유무를 확인한다.
출혈 예방	- 피부, 구강, 코점막을 보호하고 청결을 유지한다. - 변비를 예방하고, 배변 시 항문 주위의 출혈을 예방한다. - 채혈이나 처치 시 충분히 지혈한다. - 타박이나 외상에 의한 출혈에 주의한다.
식사 관리	- 고칼로리, 고단백, 고비타민식을 선택한다.

디다이머

D-dimer

검체 재료 | 혈장

피브린·피브리노겐 분해 산물의 분해 성분 중 하나로, 섬유소 용해의 항진을 평가하기 위해 검사한다.

고

- 2차 섬유소 용해 항진
- 파종성 혈관 내 응고 증후군(DIC)
- 혈전증, 경색
- 악성 종양
- 대동맥박리
- 복수, 흉수의 저류
- 간경변 등

기준치 : 1.0μg/mL (LPIA법)
0.5μg/mL (ELISA법)

저

- 임상적 의의는 적다.

무엇을 볼까?

- 혈중 피브리노겐, 피브린이 플라스민에 의해 분해되어 생성된 것이 피브린·피브리노겐 분해 산물(FDP)로 그 분해 성분 중 하나가 디다이머다.

어떨 때 검사할까?

- 섬유소 용해 항진을 평가하기 위해 시행한다.
- 디다이머는 2차 섬유소 용해의 지표로 혈관 내 혈전이 존재함을 시사한다.

관찰 포인트

DIC나 혈전성 질환의 병태 파악, 혈전 용해 요법의 치료 효과 판정 등을 관찰한다.

혈전 형성 및 출혈 경향과 관련된 증상 관찰	① 활력 징후 변화 ② 흉통의 유무와 정도 ③ 의식 장애의 유무와 정도 ④ 운동 장애의 유무와 정도 ⑤ 소화기 증상 유무 ⑥ 출혈(토혈, 하혈의 유무와 정도)
약물 투여 파악	혈전 용해제(우로키나제) 투여량

케어 포인트

증상 관찰	- 출혈 경향 증가를 확인한다. - 소화기 출혈의 유무를 확인한다. - 배설물의 성상을 확인한다. - 쇼크 상태의 출혈 유무를 확인한다.
출혈 예방	- 피부, 구강, 코점막을 보호하고 청결을 유지한다. - 변비를 예방하고 배변 시 항문 주위 출혈을 예방한다. - 채혈이나 처치 시 충분히 지혈한다. - 타박이나 외상에 따른 출혈에 주의한다.
식사 관리	- 고열량, 고단백, 고비타민식을 선택한다.

안티트롬빈Ⅲ / 트롬빈·안티트롬빈Ⅲ복합체

ATⅢ (antithrombinⅢ) / TAT (thrombin-antithrombinⅢ comlex)

검체 재료 | 혈장

파종성 혈관 내 응고 증후군이나 중증 감염증을 진단하는 지표로 사용된다.

고

ATⅢ
- 임상적 의의는 적다.

TAT
- 파종성 혈관 내 응고 증후군(DIC)
- 뇌경색, 폐색전증
- 헤파린 투여 시 등

기준치 : ATⅢ : 81~123%
TAT : 3.2ng/mL 이하

ATⅢ
- 파종성 혈관 내 응고 증후군
- 간 질환
- 악성 종양, 중증 감염증
- 선천성 ATⅢ 결핍증 등

TAT
- 임상적 의의는 적다.

저

무엇을 볼까?

- 안티트롬빈Ⅲ(ATⅢ)은 혈액 응고인자인 트롬빈의 활성을 저해하는 당단백질이다. 트롬빈·안티트롬빈Ⅲ복합체(TAT)는 트롬빈과 ATⅢ의 복합체로 응고 항진 상태의 지표다.

ATⅢ

- DIC나 중증 감염증에서는 소모성으로 저하된다.

TAT

- 응고 항진 상태를 반영한다.
- TAT 수치가 높으면 트롬빈 생산량이 많다. 즉 응고 활성 상태를 의미한다.
- DIC 초기부터 증가하는 경우가 많으므로 조기 진단에 유용한다.

관찰 포인트 (ATⅢ 저하와 TAT 증가의 경우)

응고 항진에 대한 관찰

DIC, 혈전 색전증의 발생에 대한 관찰

- ▶ 자반 유무
- ▶ 구강 내 출혈 유무
- ▶ 피하 출혈, 소화기 출혈 징후, 혈뇨 유무
- ▶ 활력 징후 변화(급격한 혈압 저하, 쇼크 증상)
- ▶ 의식 수준 변화
- ▶ 임신, 수술 후 등을 계기로 혈전 색전증 증상 유무

적혈구 침강 속도

ESR (erythrocyte sedimentation rate)

검체 재료 | 혈청

염증, 조직 손상, 혈장단백 이상을 반영하므로 초진 시 선별 검사나 만성 질환의 경과 관찰 시 시행한다.

항진

고글로불린혈증, 고피브리노겐혈증을 일으키는 질환

- 감염증
- 염증성 질환(류마티스관절염, 전신홍반루푸스[SLE] 등)
- 조직 손상
- 악성 종양 등

혈장 단백질 이상을 일으키는 질환

- 다발성 골수종, 마이크로글로불린혈증 등

저알부민혈증을 일으키는 질환

- 네프로제 증후군 등

중증 빈혈

기준치 : 남성 : 2~10mm/hr
여성 : 3~15mm/hr

지연

- 파종성 혈관 내 응고 증후군(DIC)
- 다혈증 등

무엇을 볼까?

- 소량의 항응고제를 섞은 혈액을 시험관에 넣고 수직으로 세워두면 적혈구는 자연 침강한다. 일정 시간이 지난 뒤 침강한 적혈구층의 윗부분인 혈장의 높이를 측정하는 검사다.

어떨 때 검사할까?

- 염증, 조직 손상, 혈장단백 이상을 반영하므로 초진 시 선별 검사나 만성 질환의 경과 관찰 시 등에 시행한다.

주의점

- 항응고제의 비율이 높으면 적혈구 침강 속도(ESR)는 지연되기 때문에 혈액과의 혼합 비율을 엄수하고 넘치거나 부족하지 않도록 주의한다.

관찰 포인트 (항진 시)

염증의 악화 징후나 질환의 중증화 징후의 관찰

- ▶ 활력 징후의 관찰
- ▶ 상처 부위의 발적·종창·열감의 유무와 정도
- ▶ 전신 상태 관찰

MEMO

플라스미노겐

PLG (plasminogen)

검체 재료 | 혈장

섬유소 용해 활성을 반영하는 검사로, 간에서 생산되므로 간 장애가 있으면 낮은 수치를 보인다.

고
- 임신 후기

기준치 : 70~120%

저
- 파종성 혈관 내 응고 증후군(DIC)
- 선천성 플라스미노겐 결핍증·이상증
- 간경변
- 혈전 용해제 대량 투여 시 등

무엇을 볼까?

- 플라스미노겐(PLG)은 섬유소 용해의 중심 효소인 플라스민의 전구물질이다.
- 플라스미노겐 활성인자에 의해 활성화된 플라스민은 혈전을 분해하고 피브리노겐 분해물질을 생산한다.

어떨 때 검사할까?

- 섬유소 용해 활성을 보기 위해 시행한다.

- 간에서 생산되므로 간 장애가 의심될 때 시행한다.

주의점

- 조심조심 몇 번 섞어준다. 용기에 기준선이 있으니 넘치거나 부족하지 않도록 주의한다.

관찰 포인트

높은 수치	① 만성 염증이 있는지 확인한다. -과거 수술력 -만성 통증의 유무, 부위 등 ② 임신 주수 -임신 후기인가?
낮은 수치	① 출혈 경향의 유무 -혈뇨 유무, 코피 유무, 성기 출혈 유무, 잇몸 출혈 유무 등 ② 신체의 고통 유무 -관절통, 복통, 발열 등 ③ 혈전 용해제 등의 사용 유무

케어 포인트

출혈 예방	-출혈을 동반하는 검사나 처치 시에는 충분히 지혈한다. -피하 출혈이나 잇몸 출혈, 코피에 주의하고, 외부 자극으로 수치가 상승하지 않도록 주의한다. -변비를 예방하고 배변 시 항문 주위에 출혈이 생기지 않도록 예방한다. -채혈이나 처치 시 출혈이 생기지 않도록 주의한다. -타박이나 외상에 의한 출혈에 주의한다.
식사 관리	-고열량, 고단백, 고비타민식을 선택한다.

Part III

생화학 검사

1. 단백 관련 · 함질소 성분
2. 전해질 · 금속
3. 당질
4. 지질
5. 효소
6. 기타

총단백

TP (total protein)

검체 재료 | 혈청

대부분의 경우 영양 상태나 탈수증, 체액량 과다 등의 체액량 평가를 목적으로 검사한다.

고

고단백혈증
- 탈수증
- 원발성 마이크로글로불린혈증
- 다발성 골수종
- 만성 간염
- 자가면역 질환
- 악성 종양 등

기준치 : 6.7~8.3g/dL

저단백혈증
- 간 장애
- 네프로제 증후군
- 흡수 불량 증후군, 영양 장애
- 악액질 등

저

무엇을 볼까?

- 혈청 속 단백질은 100종류 이상 존재하며, 교질삼투압 유지나 생체 방어 반응 등 각각 중요한 기능을 담당한다.

- 혈청단백질 대부분은 알부민(Alb, 약 60~70%), 감마-글로불린(면역글로불린, 약 10~20%)으로 구성된다.
- 혈청Alb의 상승과 저하를 합쳐서 평가하지만, 대부분의 경우 총단백의 상승은 감마-글로불린의 상승을, 감소는 Alb의 저하를 반영한다.

어떨 때 검사할까?

- 대부분 스크리닝 목적으로 검사한다.(외래 초진 시, 입원 시 등)
- 탈수증, 체액량 과다 등 체액량을 평가하기 위해 검사한다.
- 영양 상태 평가를 위해 검사한다.

주의점

- 용혈로 인해 적혈구 속 헤모글로빈(Hb)이 단백질로 측정되므로 용혈에 주의한다.

관찰 포인트

높은 수치	-요량 -요비중 -탈수 증상 유무(피부 탄력, 피부 긴장도 저하, 모세혈관 재충전 시간[CRT[1]] 등)
낮은 수치	-영양 상태(영양 섭취량, BMI, 상완이두근 피하지방 두께 등) -식욕 부진 -수분 I/O(다량의 수액 등 혈액이 묽어지는 경우에도 저하된다.) -삼출액 양 확인(화상, 욕창, 흉복수 천자 등으로 인한 알부민 누출로 저하된다.) -감염되기 쉬운 상태

1 CRT : capillary refilling time

혈청알부민

Alb (albumin)

검체 재료 | 혈청

영양 상태나 간기능의 지표로 유용하며 총단백에 이상이 나타난 경우 그 원인을 파악하기 위해 검사한다.

고
- 탈수증

기준치 : 3.8~5.3g/dL

저
- 간 장애
- 네프로제 증후군
- 흡수 불량 증후군, 영양 장애
- 악액질 등

무엇을 볼까?

- 알부민(Alb)은 단백질 중 하나로 간에서 합성되며 혈청단백질의 60~70%를 차지한다. 단백질 대사를 반영하며 간에서만 합성되므로 영양 상태나 간기능의 지표로 유용하다.

어떨 때 검사할까?

- 대부분 스크리닝 목적으로 검사한다.
- 전신 부종을 보이는 경우 검사한다.

- 탈수증, 체액량 과다 등의 체액량을 평가하기 위해 검사한다.
- 영양 상태를 평가하기 위해 검사한다.
- 총단백(TP)에 이상이 나타나는 경우 그 원인을 파악하기 위해 검사한다.

관찰 포인트

높은 수치	- 요량 - 요비중 - 탈수 증상 유무(피부 탄력, 피부 긴장도 저하, 모세혈관 재충전 시간[CRT] 등)
낮은 수치	- 영양 상태(영양 섭취량, BMI, 상완이두근 피하지방 두께 등) - 식욕 부진 - 부종 유무 - 복수나 흉수의 유무 - 수분 I/O(다량의 수액 등으로 혈액이 묽어지는 경우에도 저하된다.) - 삼출액 양 확인(화상, 욕창, 흉복수 천자 등으로 인한 Alb 누출로 저하된다.) - 전신 권태감 - 창상 치료 지연

MEMO

피셔비

Fischer ratio

검체 재료 | 혈청

분지쇄 아미노산과 방향족 아미노산의 몰비를 의미하며, 간기능 평가를 통해 그 원인을 파악하기 위해 검사한다.

고
- 임상적 의의는 적다.

기준치 : 2.5~4.5 (HPLC법)

저
- 간부전(전격성 간염, 급성 간염, 간경변 등)
- 중증 감염증
- 심부전
- 호흡부전 등

무엇을 볼까?

- 피셔비는 분지쇄 아미노산(BCAA[1])과 방향족 아미노산(AAA[2])의 몰비(BCAA/AAA)를 의미하며 그 비율은 약 3 정도로 거의 일정하다.
- 간기능을 평가하고 기능 장애의 원인을 찾기 위해 시행한다.(간염 바이러스 검출 등)

1 BCAA : branched chain amino acid
2 AAA : aromatic amino acid

어떨 때 검사할까?

- 전격성 간염(급성 간염)이나 간경변 등 심각한 간기능 장애가 있는 경우에 검사한다.

주의점

- 식사 내용에 영향을 받으므로 이른 아침 공복 시 채혈한다.

관찰 포인트 (낮은 수치)

- ▶ 간경변 및 간기능 부전에 수반되는 증상(복수, 간·비장 비대, 거미모양혈관종, 근경련, 전신 권태감)
- ▶ 고암모니아혈증에 수반되는 증상

케어 포인트

- ▶ 피셔비는 간기능 부전에 따라 저하되므로 초기에는 균형 잡힌 식사를 권장하고, 간기능 부전이 악화된 경우에는 고칼로리 저단백식을 권장한다.
- ▶ 자주 식사를 하고 특히 자기 전에 보충식을 섭취하도록 지도한다.
- ▶ 초기부터 BCAA(발린, 류신, 이소류신) 등이 풍부하게 함유된 제제를 병용한다.

MEMO

혈중요소질소

BUN (blood urea nitrogen) / UN (urea nitrogen)

검체 재료 | 혈청

신기능 장애가 의심될 때, 소화기 출혈이나 탈수 증상을 보일 때, 단백질 제한을 실시하고 있을 때 등에 혈청크레아티닌과 함께 검사한다.

고
- 신기능 장애
- 탈수
- 심부전
- 소화기 출혈
- 부신피질스테로이드 사용, 갑상선 기능 항진증 등

기준치 : 8~20mg/dL

저
- 간 장애, 저단백혈증, 요붕증, 임신 등

무엇을 볼까?

- 혈중요소질소(BUN)는 주로 단백질 분해 산물인 암모니아(NH_3)가 간에서 대사된 것으로 대부분은 신장 사구체에서 여과되어 소변으로 배출된다. 신장 기능이 저하되면 미처 배출되지 못한 BUN이 축적되어 수치가 높아진다.

어떨 때 검사할까?

- 주로 스크리닝 목적으로 검사한다.

- 신기능 장애가 의심될 때 검사한다.
- 소화기 출혈이나 탈수 증상을 보일 때, 단백질 제한을 실시하고 있을 때 등에 혈청크레아티닌(Cr)과 함께 시행한다.
- 투석 환자에게는 투석의 효율을 평가하기 위한 목적으로 실시한다.

다른 검사와의 관계

BUN/Cr 비

<10	저단백식(임상적 의의는 적다.)
≒10	정상
>10	탈수, 심부전, 소화관 출혈, 고단백식, 부신피질스테로이드 사용

주의점

- 일내변동을 보이므로 되도록 일정한 시간에 채취한다.

관찰 포인트

높은 수치	-수분 I/O(요량, 요비중, 수분 섭취 상황, 탈수, 설사·구토의 유무) -부종의 유무·정도 -식사 내용(입원 중이면 식사·점적 중인 단백질량) -소화기 출혈 유무(변의 성상, 혈청 헤모글로빈 수치) -신기능 부전(요독증)에 따른 수반 증상
낮은 수치	-요량(요붕증이나 만니톨 등의 약물에 의한 과잉 배설로도 저하된다.)

혈청요산

UA (uric acid)

검체 재료 | 혈청

요산은 주로 고요산혈증인 통풍의 원인이 되지만, 이뇨제를 복용하기 시작한 후에도 요산치가 상승하므로 주의해야 한다.

고

일차성 고요산혈증

- 퓨린뉴클레오티드 대사관련 효소이상증
- 특발성 고요산혈증

이차성 고요산혈증

- 요산 배출 저하(신기능 장애, 이뇨제 등의 약물)
- 요산 생산 과잉(혈액 악성 종양, 고형암, 횡문근융해증, 레쉬-니한 증후군) 등

기준치 : 남성 : 3.8~7.0mg/dL
여성 : 2.5~5.5mg/dL

저

- 간 장애, 크산틴산화효소 결핍증
- 신성 저요산혈증, 신세뇨관 산증

무엇을 볼까?

- 요산(UA)은 퓨린체의 대사산물이다. 정상인은 하루에 약 700mg이 생산되며, 그중 3/4은 소변으로 배출되고 1/4은 담즙으로 배출된다.

어떨 때 검사할까?

- 생활습관병 검진의 일환으로 스크리닝을 시행한다.

주의점

- 고요산혈증은 통풍의 원인이다. 단, 발작 시에는 혈청요산 수치가 저하하는 경우가 있으므로 주의가 필요하다.
- 이뇨제 복용 개시 후, 요산 수치 상승에 주의한다.

관찰 포인트 (높은 수치)

- ▶ 영양 상태(BMI 등)
- ▶ 식생활(특히 맥주 등의 음주력)
- ▶ 요량
- ▶ 관절통, 발적, 종창 등 통풍 증상의 유무와 정도
- ▶ 통풍결절(귓바퀴, 손가락, 주관절 등)
- ▶ 발적 유무

케어 포인트

- ▶ 증상 예방을 위한 식사로 총칼로리를 낮추고 과식을 피한다. 특히 고퓨린식(베이컨, 새우, 알코올 등)을 삼가도록 지도한다. 또한, 채소를 풍부하게 섭취하도록 권장한다.
- ▶ 배출을 촉진하기 위해 충분한 수분 보충을 지도한다.
- ▶ 과도한 운동을 삼가도록 지도한다.

혈청크레아티닌

Cr (creatinine)

검체 재료 | 혈청

대부분 스크리닝 목적으로 시행하지만, 신기능 장애가 의심될 때, 소화관 출혈이나 탈수 증상이 보일 때, 단백질 제한을 하고 있을 때 등에 검사한다.

고

신전성

- 탈수, 심부전, 혈압 저하 등

신성

- 신기능 장애(사구체신염, 간질성 신염 등)

신후성

- 요로 폐색 등

근육량 증가

- 말단비대증, 스포츠 선수 등

기준치 : 남성 : 0.61~1.04mg/dL
여성 : 0.47~0.79mg/dL

- 장기간 와상 상태
- 근위축(근디스트로피, 근위축측삭경화증 등)
- 요중 배출량 증가(임신, 요붕증) 등

저

무엇을 볼까?

- 크레아티닌(Cr)은 주로 근육에서 생성되는 최종 대사산물이다.
- 혈중크레아티닌은 신장 사구체에서 여과된 후 세뇨관에서 재흡수되지 않고 거의 소변으로 배출된다.
- 신장 기능 저하와 함께 혈중 수치가 높아지면 신장 기능의 지표로 유용하다.

어떨 때 검사할까?

- 대부분 스크리닝 목적으로 시행한다.
- 신기능 장애가 의심될 때 검사한다.
- 소화기 출혈이 있을 때나 탈수 증상이 보일 때, 단백질 제한을 실시하고 있을 때 등에 검사한다.

주의점

- 이른 아침 공복에 채혈한다.

관찰 포인트

높은 수치	- 요량 - 부종의 유무와 정도 - 탈수 증상 유무(수분 섭취 상황, 설사·구토 유무) - 심부전이나 쇼크 등의 병태 파악 - 혈압 상승 등의 수반 증상
낮은 수치	- 요량 - 간 장애 유무

혈청빌리루빈

BIL (bilirubin)

검체 재료 | 혈청

대부분 스크리닝 목적으로 시행하지만, 신기능 장애나 총담관 결석 등 담관 폐쇄가 의심될 때, 황달이 보일 때, 빈혈이 관찰될 때도 검사한다.

고

직접빌리루빈
- 간경변, 급성 간염, 폐쇄성 황달 등

간접빌리루빈
- 용혈성 빈혈, 거대적혈모구빈혈
- 체질성 황달, 신생아황달

기준치 **총빌리루빈 : 0.2~1.0mg/dL**
직접빌리루빈 : 0.0~0.3mg/dL
간접빌리루빈 : 0.1~0.8mg/dL

- 임상적 의의는 적다.

저

무엇을 볼까?

- 빌리루빈(BIL)은 헤모글로빈(Hb), 미오글로빈에서 유래하는 대사물이다.
- 간접빌리루빈(I-Bil : 비포합형 빌리루빈)은 간에서 글루쿠론 포합을 통해 직접빌리루빈(D-Bil : 포합형 빌리루빈)이 된다. 직접빌리루빈

은 간에서 글루쿠론산 포합 후 담즙으로 들어가, 담관·담낭을 거쳐 십이지장으로 배출된다.

- 총빌리루빈은(T-Bil)은 D-Bil과 I-Bil을 모두 합친 것이다.

어떨 때 검사할까?

- 대부분 스크리닝 목적으로 시행한다.
- 간기능 장애나 총담관 결석 등 담관 폐쇄가 의심될 때, 황달을 보일 때 시행한다.
- 빈혈(용혈성 빈혈)이 관찰될 때 시행한다.

주의점

- 공복 시 채혈하여 신속히 측정한다.
- 용혈로 인해 상승하므로 용혈에 주의한다.

관찰 포인트 (높은 수치)

- ▶ 전신 권태감
- ▶ 식욕 부진
- ▶ 안구나 피부의 황달
- ▶ 의식 상태
- ▶ 피부 소양감
- ▶ 출혈 경향, 빈혈 증상 유무
- ▶ 복부 증상(통증, 팽창이나 팽만감 등)
- ▶ 장기간 금식 여부나 음주력 등 파악
- ▶ 대변 성상(폐쇄성 황달로 백색화)

암모니아

NH_3 (ammonia)

검체 재료 | 제단백 상청액

의식 장애 검사로 특히 간기능 장애 환자가 의식 장애(간성 뇌병증)를 보일 때 시행한다.

고
- 간부전(전격성 간염, 급성 간염, 간경변)
- 선천성 요소회로 효소 결핍증
- 라이 증후군 등

기준치 : 30~80μg/dL

저
- 임상적 의의는 적다.

무엇을 볼까?

- 암모니아(NH_3)에는 식사로 섭취하는 단백질 내 질소화합물로부터 장내세균에 의해 생산된 외인성과 체내에서 생산되는 내인성이 있다.
- NH_3는 간에서 신속하게 요소로 대사되어 신장을 거쳐 소변으로 배출되는데, 간 장애 등이 있으면 혈중 NH_3 농도가 상승한다.

어떨 때 검사할까?

- 의식 장애 검사로 실시한다. 특히 간기능 장애 환자가 의식 장애(간성 뇌병증)를 보일 때 시행한다.

주의점

- 용혈과 함께 상승하므로 주의한다.
- 전혈을 상온에 방치하면 1시간에 약 2배 상승하기 때문에 검체를 얼음에 보존한다.
- 식후 1~4시간 내에 2배로 상승하므로 공복 시 채혈한다.

관찰 포인트 **(높은 수치)**

- ▶ 의식 장애 유무, 정도
- ▶ 자세 고정 불능증 유무
- ▶ 식욕 부진
- ▶ 전신 권태감

케어 포인트

- ▶ 누워서 안정을 취하도록 지도한다.
- ▶ 일반식에서도 NH_3가 상승하면 저단백식을 권장하고, 간부전용 경구 영양제(아미노레반EN, 헤판ED)로 부족분을 보충하도록 한다.
- ▶ 에너지 저장량이 감소하므로 자주 식사하도록 하고 자기 전에 보충식을 섭취하도록 지드한다.
- ▶ 변비로 인해 NH_3 수치가 상승하기 때문에 매일 배변할 수 있도록 지도한다.

MEMO

시스타틴 C

cystatin C

검체 재료 | 혈청

신기능 장애가 의심될 때 검사한다.

고
- 신기능 장애
- 갑상선 기능 항진증
- 부신피질 호르몬 투여 시, 신장 이식 후 등

기준치 : 0.50~0.90mg/L

저
- 갑상선 기능 저하증 등

무엇을 볼까?

- 시스타틴 C는 저분자량 단백질 시스테인 프로테이나제 인히비터(cysteine proteinase inhibitor)로 전신의 유핵세포에서 생산된다.
- 연령, 성별, 근육량, 염증 유무의 영향이 적으므로 신기능 장애의 새로운 표지자로 기대된다.

어떨 때 검사할까?

- 신기능 장애가 의심될 때 검사한다.

관찰 포인트 **(높은 수치)**

- 요량 등 수분 I/O
- 염분 섭취량 등 식생활
- 비만 유무 등의 영양 상태
- 고혈압 유무

COLUMN 나트륨 2g은 염분 5g[1]

나트륨(Na)과 식염(염화나트륨 : NaCl)은 다른 것이다. Na의 원자량은 23, 염소(Cl)의 원자량은 35.45. 그러므로 Na를 NaCl로 계산할 때는 다음 공식을 사용한다.

$$\text{NaCl의 g수} = \text{Na의 g수} \times \frac{23+35.45}{23}$$

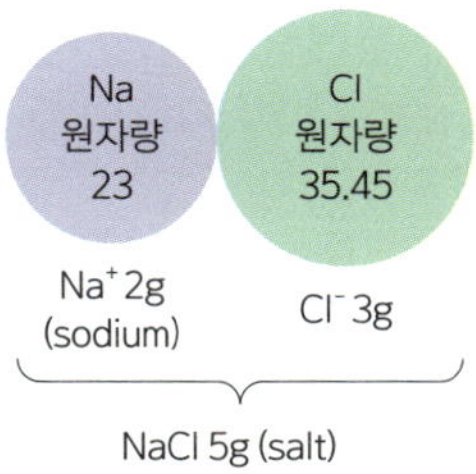

위 공식에서 58.5÷23=2.54이므로 약 2.5배로 계산하면 적당하다.

예를 들어 컵라면 용기에 'Na : 2g'으로 표기되어 있다면, 염분으로 계산하면 2×2.5=5g이다. 따라서 주의가 필요하다.

참고) ACC/AHA2005 Guideline Update for the diagnosis and Management of Chronic Heart Failure in the Adult. Circulation 2005 : 112 : e154-e235

1 고마쓰 야스히로, 니시자키 유지, 쓰가와 유스케, 《상황에서 배우는 수액 레슨》, 메디컬뷰, 2011에서 인용.

혈청나트륨(Na)

serum sodium

검체 재료 | 혈청

루틴으로 측정되는 검사로, 현저한 탈수가 의심되거나 의식 장애, 경련 등을 보이는 경우 적극적으로 검사한다.

고

고나트륨혈증

- 수분 결핍증(설사, 구토, 발한, 다뇨, 수분 섭취 부족)
- 나트륨 과잉증(쿠싱 증후군, 원발 알도스테론증, 나트륨 과잉 섭취 등)

기준치 : 137~145mEq/L

저나트륨혈증

- 나트륨 결핍증(애디슨병, 네프로제 증후군, 나트륨소실성 신증, 설사, 구토 등)
- 수분 과잉(심인성 다음증, 저장성 수용 제제의 과잉 투여, ADH[1] 부적합 분비 증후군 등)
- 기타(울혈성 심부전, 간경변 등)

저

무엇을 볼까?

- 나트륨(Na)은 음식물을 통해 경구 섭취되며 소변, 땀 등으로 배출되고 체액삼투압, 산염기평형 유지와 밀접한 관계가 있다.

어떨 때 검사할까?

- 일반적으로 혈액 검사를 시행할 때 루틴으로 혈청나트륨 수치를 측정한다. 현저한 탈수가 의심되거나 의식 장애, 경련 등이 보이는 경우 적극적으로 검사한다.

주의점

- 용혈에 주의한다.

관찰 포인트

▶ 다음 항목에서는 주의 깊은 관찰 및 모니터링이 필요하다.

▶ 수액 속도나 이뇨제 복용 유무를 확인한다.

고나트륨혈증	전신 권태감, 갈증, 두통, 발열, 흥분, 경련, 의식 장애
저나트륨혈증	전신 권태감, 식욕 부진, 오심, 두통, 병적 반사, 거짓숨뇌마비, 경련, 의식 장애

MEMO

1 ADH : antidiuretic hormone

혈청칼륨(K)

serum potassium

검체 재료 | 혈청

루틴으로 측정하는데 심전도 이상이나 탈력이 관찰되는 경우에는 적극적으로 검사한다.

고

고칼륨혈증
- 칼륨 배출 장애(애디슨병, 급성·만성 신부전, 대사성 산증 등)
- 세포 내 칼륨 유출(용혈성 질환, 대사성 산증, 화상 등)

기준치 : 3.5~5.0mEq/L

저칼륨혈증
- 칼륨 섭취 부족(영양 부족)
- 칼륨 소실(구토, 설사, 원발 알도스테론증, 급성 신부전 이뇨기 등)
- 세포 내로 칼륨 이행(알칼리증 등)

저

무엇을 볼까?

- 생체 내 존재하는 칼륨(K)은 세포 내 전해질의 주성분으로, 주로 세포내액에 존재하며 혈청 속에도 일정량 존재한다.

어떨 때 검사할까?

- 일반적으로 혈액 검사 시에는 혈청칼륨 수치를 측정한다. 심전도 이상(고칼륨혈증, 저칼륨혈증)이나 탈력(저칼륨혈증)이 관찰되는 경우

는 적극적으로 검사한다. 특히 고칼륨혈증에서는 심각한 부정맥이 발생할 수 있으므로 응급 상황이라는 점을 유의한다.

다른 검사와의 관계

- 저칼륨혈증은 구토, 설사, 이뇨제의 사용, 당뇨병 케톤 산증, 신세뇨관성 산증 등에서 많이 보인다.

주의점

- 용혈에 주의한다.
- 고칼륨혈증은 긴급 상황으로 생명과 직결되므로 가능한 한 빨리 결과를 보고할 필요가 있다.

관찰 포인트

고칼륨혈증	- 심전도 변화가 가장 중요하다. 초기 심전도 변화는 텐트 모양의 T파 등이 나타나고, K 수치가 더욱 높아지면 PR 간격이 연장되고, QRS 폭이 증가하며, P파가 낮아지면서 소실된다. - 부정맥(심실기외수축, 심방조세동, 서맥, 방실차단 등)을 일으키기 쉽고, 흉부가 답답하거나 심계항진 등이 관찰된다. 그 밖에도 근력 저하나 탈력 증상은 없는지 살펴본다.
저칼륨혈증	- 대부분의 증상은 비특이적이다. 식욕 저하, 오심·구토, 마비성 장 폐색, 탈력감 등 근육 증상이 주로 나타나고, 그 밖에 심전도 변화(T파 소실, U파 출현, QT 간격 연장), 디지탈리스 중독 등이 있다.

혈청염소(Cl)

serum chloride

검체 재료 | 혈청

산염기평형 이상을 진단할 때 시행하는 검사다.

고
- 설사, 구토, 다뇨
- 알도스테론 결핍
- 호흡성 알칼리증
- 신세뇨관 산증 등

기준치 : 98~108mEq/L

저
- 설사, 구토
- 애디슨병
- 호흡성 산증
- 급성·만성 신부전
- 원발 알도스테론증 등

무엇을 볼까?

- 염소(Cl)는 대부분 세포외액 속에 나트륨(Na)과 함께 NaCl로 존재하며, 삼투압이나 산염기평형 등에 중요한 역할을 수행한다.

어떨 때 검사할까?

- 산염기평형 이상을 진단할 때 검사한다.

주의점

- 혈청염소 수치에 이상이 보이면 다른 전해질도 확인해야 한다.

관찰 포인트

▶ 혈중 염소 농도는 원칙적으로 혈중 나트륨 이온 농도와 거의 평행하게 움직이며 Na 농도 이상을 일으키는 병태는 동시에 염소 농도 이상도 일으킨다.

▶ 나트륨과 다른 점은 염소와 같은 혈중 음이온이면서 산염기평형에 중요한 의의를 가진 HCO_3^-의 영향을 받는 경우도 있으므로 산증이나 알칼리증의 유무도 살펴봐야 한다.

저염소혈증	전신 권태감, 식욕 부진, 오심, 두통, 병적 반사, 거짓숨뇌반사, 경련, 의식 장애
고염소혈증	전신 권태감, 갈증, 두통, 발열, 흥분, 경련, 의식 장애

MEMO

혈청칼슘(Ca)

serum calcium

검체 재료 | 혈청

고칼슘혈증, 저칼슘혈증의 병력이나 증상·소견이 있을 경우, 원인이 되는 병태·질환을 상정하여 검사한다.

고

고칼슘혈증

- 원발성 부갑상선 기능 항진증
- 악성 종양(폐암[편평상피암], 골전이[다발성 골수종, 전립선암, 유방암 등]), 성인T세포백혈병
- 비타민 D 제제 과잉 섭취, 티아지드계 이뇨제 복용 등

기준치 : 8.4~10.4mg/dL

저칼슘혈증

- 과호흡 증후군 등에 의한 알칼리증
- 만성 신부전에 의한 활성형 비타민 D 생산 저하
- 부갑상선 기능 저하증(특발성, 유전성 및 경부 수술이나 방사선 치료에 의한 속발성)
- 비타민 D 작용의 저하(편식, 저영양, 일광 노출 시간 부족) 등

저

무엇을 볼까?

- 칼슘(Ca)은 생체 내 약 1kg 존재하며, 그중 99%는 경조직(치아, 뼈)에 있고, 나머지 1% 중 0.1%는 혈청에 존재한다.
- 혈청칼슘의 50% 전후는 이온형(Ca^{2+})이며, 생체 내에서 효소의 활성화, 혈액 응고, 근수축, 신경자극전도 등에 필수 원소다.

- 혈청칼슘은 혈청인(P)과 대응시켜 부갑상선 기능 이상이나 골 질환 관련 검사로 이용된다.

어떨 때 검사할까?

- 고칼슘혈증, 저칼슘혈증의 병력이나 증상·소견이 있을 때 그 원인이 되는 병태·질환을 상정하여 검사한다.

관찰 포인트

고칼슘혈증	-오심, 구토 -식욕 부진 -구갈, 다음 -변비, 복부 팽만 -탈력감
저칼슘혈증	-손가락, 발가락, 입술 주위 저림 증상 -부정맥 -근경련 -강직성 경련 -칼슘 경직(테타니)

- 저알부민혈증의 경우, 검사상 혈청칼슘 농도는 낮은 수치를 나타내므로 다음과 같은 보정식을 사용해 보정해야 한다.

Ca보정 수치 = 측정 Ca 수치+(4-혈청Alb 수치)

인(P)

phosphorus

검체 재료 | 혈청

중심정맥영양 환자, 신부전 환자, 투석 환자는 루틴으로 측정한다.

고
- 원발성 부갑상선 기능 저하증
- 만성 신부전
- 비타민 D 중독

기준치 : 2.5~4.5mg/dL

저
- 원발성 부갑상선 기능 항진증
- 비타민 D 결핍 등

무엇을 볼까?

- 인(P)은 성인의 체내에 약 700g 존재한다. 그중 약 85%는 뼈에 있고, 약 15%는 뇌와 신경 등에 존재한다. 뼈와 치아의 형성, 근육과 내장 등의 기능에 작용한다.

어떨 때 검사할까?

- 중심정맥영양 환자, 신부전 환자, 투석 환자는 루틴으로 인을 측정한다.
- 거식증(신경성 식욕 부진)이나 기아 등으로 장기간 저영양 상태에 놓

인 환자에게 열량을 보충하면 의원성 저인산혈증을 일으켜(영양재개 증후군, refeeding syndrome) 생명에 치명적일 수 있으므로 사전에 반드시 혈청인 수치를 확인해야 한다.

주의점

- 식사의 영향을 받으므로 공복 시에 측정한다.
- 혈청인은 혈청칼슘 농도에 좌우되므로 동시에 측정한다.

관찰 포인트

고인산혈증	- 대부분은 무증상이다. - 저칼슘혈증이 동반되면 강축을 포함한 저칼슘혈증 증상이 출현하기도 한다.
저인산혈증	- 보통은 무증상이다. - 중증 만성 결핍 상태에서는 식욕 부진, 근력 저하, 골연화증이 생길 수 있다. - 심각한 신경근육병증이 발생한 경우는 진행성 뇌증이나 심부전, 호흡부전 등을 일으킬 가능성이 있어 활력 징후와 호흡 상태를 관찰할 필요가 있다.

MEMO

혈청철(Fe)

serum iron

검체 재료 | 혈청

안검결막 창백, 휘청거림, 신체 활동 시 호흡 곤란 등, 빈혈이 의심될 때 시행한다.

고

- 혈색소증
- 재생불량성 빈혈
- 악성 빈혈
- 급성 간염 등

기준치 : 남성 : 80~200μg/dL
여성 : 70~180μg/dL

- 철 결핍성 빈혈
- 악성 종양
- 만성 염증 질환
- 임신 후기 등

저

무엇을 볼까?

- 체내에는 약 3~4g의 철(Fe)이 존재하지만, 그중 30% 정도가 페리틴 등과 결합하여 간, 비장 등에 저장된다. 나머지는 헤모글로빈철로 존재한다.
- 혈청철은 트랜스페린과 결합하여 존재한다.

어떨 때 검사할까?

- 안검결막 창백, 휘청거림, 신체 활동 시 호흡 곤란 등, 빈혈이 의심될 때 검사한다.

다른 검사와의 관련

- 빈혈의 원인을 찾기 위해서는 혈청철 검사만으로는 부족하다. 빈혈(RBC[1], MCV[2] 등), 망상적혈구 수, 총철결합능(TIBC[3]), 페리틴 등과 함께 진단한다.

소구성 빈혈 감별

	Fe	TIBC	페리틴
철 결핍성 빈혈	↓	↑	↓
만성 질환에 따른 이차성 빈혈	↓	↓	↑

관찰 포인트

▶ 기준 하한 이하의 경우는 빈혈 증상(어지럼증, 현기증, 신체 활동 시 호흡 곤란 등)의 유두, 출혈 유무 등을 확인한다.

▶ 기준 상한 이상의 경우는 수혈 이력, 급성 간염, 급성 백혈병 등의 유무를 확인한다.

▶ 혈청Fe 수치는 성별 차이가 있어서 여성은 남성보다 낮은 수치를 보인다. 주요 원인은 월경에 의한 혈액 유실로 여겨진다. 일내변동이 있어서 아침에는 높고 밤에는 낮다. 연령 차이도 있어서 성장기나 노인은 낮은 수치를 보인다.

1 RBC : red blood ce l
2 MCV : mean corpuscular volume
3 TIBC : total iron binding capacity

혈청마그네슘(Mg)

serum magnesium

검체 재료 | 혈청

중심정맥영양 중인 환자나 신부전 환자에게 수산화마그네슘 등의 마그네슘이 함유된 완화제가 장기 처방된 경우에 검사한다.

고
- 급성·만성 신부전
- 갑상선 기능 저하증, 애디슨병
- 고도 탈수증, 과잉 마그네슘 섭취 등

기준치 : 1.7~2.6mg/dL

저
- 기아, 단백질 영양 장애, 호흡 장애 증후군
- 소장 절제 후 장기간 소화액 흡인, 설사
- 급성 신부전 이뇨기, 급성 췌장염 등

무엇을 볼까?

- 마그네슘(Mg)은 인체 내 필수 물질로 체내에서는 대부분이 뼈와 연부조직에 존재하는데, 혈액에도 소량 존재한다. 부정맥, 고혈압, 허혈 심장 질환 등과 깊은 관계가 있는 것으로 본다.

어떨 때 검사할까?

- 중심정맥영양을 시행하고 있는 환자에게서는 Mg 보충을 잊거나 부적절한 Mg 투여량에 따른 혈청Mg 수치 이상이 발생하기 쉬우므로 주 1회는 Mg 수치를 확인한다.

- 신부전 환자에게 수산화마그네슘(마그밀) 등의 마그네슘이 함유된 완하제가 장기간 처방된 경우는 고마그네슘혈증을 일으키기 쉬우므로 Mg 수치를 확인해야 한다.

주의점

- 혈청Mg 수치에 이상이 있는 경우에는 혈청칼슘(Ca) 수치, 무기인(Pi) 수치 등의 전해질 확인해야 한다. 또한 아연(Zn), 철(Fe), 구리(Cu), 망간(Mn) 등의 미량원소 부족도 함께 발생하기 쉬우므로 주의한다.

관찰 포인트

고마그네슘혈증	오심·구토, 식욕 부진, 서맥, 기립성 저혈압, 졸음, 의식 수준 저하, 건반사 저하, 저혈압, 저칼슘혈증과 관련된 증상 등
저마그네슘혈증	빈맥, 부정맥, 진전, 칼슘경직, 근력 저하, 경련(중증의 경우) 등. 마그네슘 결핍에서는 저칼슘혈증, 저인산혈증, 저칼륨혈증 등의 전해질 이상을 수반한다.

MEMO

아연(Zn)

zinc

검체 재료 | 혈청

피부염, 미각·후각 이상, 생식샘 기능 부전, 성장발육 장애 등이 관찰된 경우 시행한다. 중심정맥영양·경장영양을 시행한 환자, 투석 환자에게는 주의가 필요하다.

고

- 용혈성 빈혈
- 호산구증가증 등

기준치 : 60~120μg/dL

저

- 장병성 선단 피부염
- 간 질환(간암, 간경변증 등)
- 급성 염증성 질환
- 투석 환자 등

무엇을 볼까?

- 아연(Zn)은 대표적인 필수 미량 금속으로 혈청에서는 약 60%가 알부민(Alb), 나머지는 α2-마이크로글로불린과 결합되어 있다. 효소의 구성 요소로 다양한 대사계 조절에 관여한다.
- 아연 결핍에 의해 피부염, 미각 이상 등이 발생한다. 또한 후각 이상, 생식샘 기능 부전, 성장발육 장애 등도 발생한다. 이러한 증상이 관찰된 경우 혈청아연 수치를 측정하여 아연 결핍증을 판정한다.

어떨 때 검사할까?

- 피부염, 미각·후각 이상, 생식샘 기능 부전, 성장발육 장애 등이 확인된 경우에 Zn 검사를 시행한다.
- 아연은 투석 환자에게 결핍되기 쉬우므로 혈청Zn 수치 측정을 검토한다.

주의점

- 중심정맥영양, 경장영양에서는 아연 결핍증을 일으키기 쉬우므로 주의해야 한다.

관찰 포인트 (Zn 결핍 시)

- ▶ 면역 부전 저하로 인한 음부 발진
- ▶ 창상 치료 지연, 미각 장애
- ▶ 식욕 저하로 인한 저영양 상태
- ▶ 구내염
- ▶ 설염
- ▶ 탈모
- ▶ 피부 장애(입·코·안검·외음부 미란)
- ▶ 손톱 변화
- ▶ 우울증
- ▶ 소아 성장발육 장애 등

혈당(BS, GLU)

BS (blood sugar) / GLU (glucose)

검체 재료 | 혈장

고혈당·저혈당의 병력·증상·소견이 있거나 당뇨병의 확진 및 경과 관찰을 위해 검사한다.

고

- 당뇨병
- 갑상선 기능 항진증
- 쿠싱 증후군
- 원발 알도스테론증
- 간경변증, 뇌혈관 장애, 비만 등

기준치 : 70~109mg/dL

저

- 뇌하수체 기능 저하증, 저글루카곤혈증, 인슐린종, 알코올성 저혈당, 신성 당뇨
- 격렬한 운동, 위 절제 후 등

무엇을 볼까?

- 혈중에 존재하는 당류로 유당, 과당, 갈락토오스, 오탄당 등이 있는데, 혈당으로 측정되는 것은 포도당(글루코오스)이다.

어떨 때 검사할까?

- 고혈압·저혈당의 병력·증상·소견이 있는 경우에는, 그 원인이 되는 증상·질환을 측정해 검사한다. 당뇨병 확진 및 경과를 관찰하는 경

우에는 수시로 포도당 부하를 비롯한 부하검사를 위해 검사한다.

다른 검사와의 관련

- 혈당치는 식사나 신체 내 호르몬 수치에 따라 변화하므로, 호르몬 수치를 비교하면 대부분 고혈당·저혈당의 원인이 되는 병태를 알 수 있다.

혈당치에 영향을 미치는 요인

혈당을 높이는 호르몬	글루카곤, 성장 호르몬, 부신피질 호르몬, 갑상선 호르몬, 카테콜아민, 소마토스타틴, 프로락틴
혈당을 낮추는 호르몬	인슐린

주의점

- 혈당치는 식사를 하면 상승한다. 수시 혈당은 언제 측정해도 상관없지만, 공복 시 혈당은 아침 식사 전에 채취한다.

관찰 포인트 (Zn 결핍 시)

고혈당 증상	갈증, 공복감, 야간 빈뇨, 피부 건조, 소양감, 전신 권태감, 졸음
저혈당 증상	공복감, 무기력, 손가락 떨림, 식은땀, 심계항진, 권태감, 이상행동, 경련, 혼수

당화혈색소(HbA1c)

hemoglobin A1c

검체 재료 | EDTA 첨가 혈액

당뇨병의 병력·증상·소견이 있을 때 당뇨병 확진 항목으로 검사한다.

고
- 당뇨병
- 이상헤모글로빈혈증
- 고빌리루빈혈증
- 만성 알코올중독 등

기준치 : 4.6~6.2 (NGSP[1])

- 혈구 수명 단축
- 용혈성 빈혈
- 다량 출혈 등

저

무엇을 볼까?

- 당화혈색소(HbA1c)는 헤모글로빈과 포도당이 비효소 반응으로 결합된 것으로 '글리코헤모글로빈'이라고도 한다.
- 헤모글로빈A1(HbA1)에는 HbA1a, HbA1b, HbA1c의 세 종류가 존재하는데, 그중 약 2/3는 HbA1c가 차지한다. 고혈당이 되면 헤모글로빈이 당화되는 비율도 높아지므로 HbA1c 수치도 상승한다.

어떨 때 검사할까?

- 당뇨병의 병력·증상·소견이 있을 때 당뇨병 확진 항목으로 검사한다.
- 당뇨병 치료(내복약, 인슐린 등)의 경과를 관찰하는 경우, 3개월 평균 혈당 조절의 지표로 사용한다.

다른 검사와의 관련

- HbA1c는 약 120일간의 평균 혈당치를 나타내는데, 그보다 조금 더 짧은 기간의 혈당치를 나타내는 검사로는 프락토사민(과거 약 1~3주간의 평균을 나타낸다.), 당화알부민(약 2주간의 평균을 나타낸다.) 등이 있다.

주의점

- 혈당치 측정과 달리 HbA1c의 채혈은 식사의 영향을 거의 받지 않는다. 용혈이 HbA1c 수치에 강한 영향을 미치므로 채혈 시 용혈에 주의한다.

관찰 포인트

높은 수치	당뇨병인 경우가 대부분이며, 고혈당 상태가 지속되고 있다고 여겨진다.
낮은 수치	적혈구 수명 단축(혈액 유실, 용혈, 악성 빈혈, 악성 신생물 등), 간경변에 의한 것으로 생각되므로 각 질환에 대한 감별이 필요하다.

1 NGSP : The National Glycohemoglobin Standardization Program. 당화혈색소(HbA1c)를 측정하는 표준화 프로그램.

총콜레스테롤

TC (total cholesterol)

검체 재료 | 혈청

이상지질혈증의 병력, 증상, 소견이 있을 때 지질 이상의 전체 상황 파악을 목적으로 검사한다.

고

원발성
- 가족성 고콜레스테롤혈증
- 가족성 복합형 이상지질혈증 등

속발성
- 당뇨병
- 갑상선 기능 저하증
- 네프로제 증후군
- 간암, 간경변증 등

기준치 : 120~219mg/dL

원발성
- 무·저 β-지단백혈증, α-지단백 결핍증 등

속발성
- 갑상선 기능 항진증, 애디슨병, 간염, 간경변증 등

저

무엇을 볼까?

- 콜레스테롤은 대사산물로 척수, 간, 뇌 등의 조직에 분포하며 성호르몬이나 담즙산 생합성의 원료가 된다.

- 콜레스테롤은 식이를 통해 생성되기도 하지만, 대부분 체내에서 합성된다.
- 지방산과 결합되지 않은 유리형(약 1/3)과, 지방산과 결합된 에스테르형(약 2/3)이 있으며 이 두 가지를 합한 것이 총콜레스테롤(TC)이다.

어떨 때 검사할까?

- 이상지질혈증의 병력, 증상, 소견이 있을 때 지질 이상의 전체 상황 파악을 목적으로 검사한다.

주의점

- 이상지질혈증의 병태 파악에는 LDL-콜레스테롤(LDL-C), HDL-콜레스테롤(HDL-C), 트리글리세리드(TG) 수치도 동시에 측정한다.

관찰 포인트

높은 수치	-영양 상태(영양 섭취량, BMI, 복부 둘레 등) -음주력 -평소 운동량
낮은 수치	-영양 상태(영양 섭취량, BMI, 체중 변화) -설사 여부

MEMO

HDL-콜레스테롤

HDL-C (high density lipoprotein-cholesterol)

검체 재료 | 혈청, 혈장

HDL-C는 각 조직에서 과잉 콜레스테롤을 운반하고 이화시키는 작용이 있어서 동맥경화를 예방한다.

고

- 가족성 고α-지단백혈증
- 원발성 담즙성 간경변
- 알코올 과음 등

기준치 : 40~65mg/dL

- 당뇨병
- 만성 신부전
- 갑상선 기능 항진증
- 간 장애
- 허혈성 심질환(심근경색, 협심증) 등

저

무엇을 볼까?

- HDL-콜레스테롤(HDL-C)은 고비중 지단백질로 지질 50%, 단백질 50%로 구성된 복합체다.
- 각 조직에서 과잉 콜레스테롤을 운반하고 이화시키는 작용이 있어서 동맥경화를 예방하는 역할을 한다.

어떨 때 검사할까?

- 이상지질혈증의 병력, 증상, 소견이 있을 때 지질 이상의 원인이 되는 병태·질환을 상정해 검사한다. 이상지질혈증을 확진하기 위한 필수 항목이다.

주의점

- 이상지질혈증의 진단은 공복 시 채혈이 기준이다.

관찰 포인트 (수치가 낮은 경우)

- ▶ 비만
- ▶ 흡연
- ▶ 고혈당

케어 포인트 (저HDL콜레스테롤혈증 시)

- ▶ 등푸른생선은 HDL-C 수치를 높일 뿐 아니라 LDL-C 수치를 낮추는 에이코사펜타엔산(EPA[1]) 등이 함유되어 있으므로 EPA 손실 없이 섭취할 수 있는 찜이나 회 등을 권장한다.
- ▶ 일부 마가린, 가공식품에는 LDL-C 수치를 높이고 HDL-C 수치를 낮추는 트랜스지방산이 함유되어 있으므로 주의하도록 지도한다.
- ▶ 규칙적인 운동은 LDL-C 수치를 떨어뜨리고 HDL-C 수치를 높이는 효과가 있다. 그러므로 엘리베이터보다는 계단을 이용하고 가까운 거리는 걸어가는 등 쉽게 할 수 있는 것부터 운동 습관을 들일 수 있도록 권장한다.
- ▶ 비만 자체도 HDL-C 수치를 낮추므로 운동·식사를 통해 적정 체중을 유지하도록 권장한다.
- ▶ 흡연하면 HDL-C 수치가 낮아진다는 사실이 밝혀졌으므로 HDL-C 수치를 높이기 위해서는 금연이 효과적이다.

1 EPA : eicosapentaenoic acid

LDL-콜레스테롤

LDL-C (low density lipoprotein-cholesterol)

검체 재료 | 혈청, 혈장

LDL-C는 '나쁜 콜레스테롤'이라고도 하며 동맥경화를 일으키는 위험인자로 여겨진다.

고
- 특발성 고콜레스테롤혈증, 가족성 고콜레스테롤혈증
- 향후 허혈성 심질환, 뇌경색, 당뇨병의 위험인자 등

기준치 : 65~139mg/dL

저
- 무·저지단백혈증
- 간경변증
- 갑상선 기능 항진증 등

무엇을 볼까?

- LDL-콜레스테롤(LDL-C)은 콜레스테롤을 간에서 말초조직으로 운반하는 작용을 한다.
- LDL-C 수치가 높으면 과잉 콜레스테롤이 말초조직으로 운반되기 때문에 '나쁜 콜레스테롤'이라고도 하며, 동맥경화를 일으키는 위험인자로 여겨진다.

어떨 때 검사할까?

- 이상지질혈증의 병력, 증상, 소견이 있을 때 지질 이상의 원인이 되

는 병태·질환을 상정해 검사한다.

- 이상지질혈증을 확진하기 위한 필수 항목이다.

다른 검사와의 관련

- 이상지질혈증의 치료제로는 HMG-CoA[1] 환원 효소 저해제인 스타틴을 사용하는 경우가 많은데 부작용으로 횡문근융해증이 나타나 크레아틴 키나제(CK)가 상승하는 경우가 있으므로 경과를 관찰할 때 검사한다.

주의점

- 이상지질혈증의 진단에서는 공복 시 채혈이 기준이 된다.

관찰 포인트

높은 수치	-영양 상태(영양 섭취량, BMI, 복부 둘레 등) -평소 운동량 -고혈압 등의 수반 증상 -황색종
낮은 수치	-영양 상태(영양 섭취량, BMI, 체중 변화) -설사 여부 -대변의 성상(흡수 장애 시, 변에 지방이 많아 희끄무레한 상태가 된다.) -신경 증상이나 정신 증상(권태감) -성장 장애 -피부 건조나 습진 -탈모 -출혈 경향

1 HMG-CoA : hydroxy-methylglutaryl-CoA

트리글리세라이드(중성지방)

TG (triglyceride)

검체 재료 | 혈청

이상지질혈증의 병력, 증상, 소견이 있을 때 지질 이상의 원인이 되는 병태·질환을 상정해 검사한다.

고

- 가족성 이상지질혈증
- 당뇨병, 고요산혈증
- 네프로제 증후군
- 쿠싱 증후군
- 알코올성 지방간
- 갑상선 기능 저하증 등

기준치 : 30~149mg/dL

- 무 β-지단백혈증
- 갑상선 기능 항진증
- 흡수 불량 증후군
- 간 장애(간경변, 간염 등) 등

저

무엇을 볼까?

- 트리글리세라이드(TG : 중성지방)는 글리세롤에 세 분자의 지방산이 에스테르 결합한 물질로 식사를 통해 섭취되는 지방의 대부분을 차지하며 에너지원으로 이용된다. 남은 TG는 간이나 지방조직에 축적된다.

어떨 때 검사할까?

- 이상지질혈증의 증상, 소견이 있을 때 지질 이상의 원인이 되는 병태·질환을 상정해 검사한다. 이상지질혈증의 확진을 위한 필수 항목이다.

주의점

- 검체 채취 시 식사의 영향을 강하게 받는다. 식사, 음주 모두 영향을 미치므로 금식하고 12시간 후 채혈하는 것이 원칙이다.

관찰 포인트 (높은 수치의 경우)

- ▶ 영양 상태
- ▶ BMI
- ▶ 복부 둘레 등
- ▶ 음주력
- ▶ 평소 운동량

케어 포인트 (고콜레스테롤혈증 시)

- ▶ 고칼로리·고지방식을 삼가고 표준 체중당 25~30kcal 정도를 기준으로 삼도록 지도한다.
- ▶ 알코올 섭취를 삼가도록 지도한다.
- ▶ 금연을 지도한다.
- ▶ 운동 부족은 TG 수치를 높이기 때문에 운동하는 습관을 들이도록 지도한다.
- ▶ 비만은 TG 수치를 높이므로 식사 및 운동 지도를 통해 적정 체중을 유지하도록 권장한다.

지단백

lipoprotein

검체 재료 | 혈청

지단백 대사 이상증의 병력, 증상, 소견이 있을 때 이상의 원인이 되는 병태·질환을 상정해 검사한다.

고

HDL

- 간성 트리글리세라이드 리파제 결핍증, CETP[1] 결핍증

VLDL, LDL

- 고지단백혈증 등

기준치 HDL : 남성 : 29~50%
여성 : 34~53%
VLDL : 남성 : 8~29%
여성 : 3~23%
LDL : 남성 : 44~55%
여성 : 42~53%

저

HDL

- 가족성 저HDL혈증, 탄지에르병

VLDL, LDL

- 무β-지단백혈증, 저β-지단백혈증 등

무엇을 볼까?

- 지질은 그 자체로 물에 녹지 않으므로 혈중에서는 아포단백과 결합하여 지단백으로 존재하며, HDL-콜레스테롤, LDL-콜레스테롤도 지단백의 한 종류다.

어떨 때 검사할까?

- 지단백 대사 이상증의 병력, 증상, 소견이 있을 때 그 원인이 되는 병태·질환을 상정해 검사한다.

주의점

- 식사·음주의 영향을 받으므로 금식하고 12시간 후에 채혈하는 것이 원칙이다.

관찰 포인트

높은 수치	-영양 상태(영양 섭취량, BMI, 복부 둘레 등) -음주력 -일일 운동량 -간·췌장 비대 -황색종
낮은 수치	-설사 여부 -대변 성상(흡수 장애 시 대변에 지방이 많아 약간 희끄무레한 상태가 된다.) -신경 증상이나 정신 증상(권태감) -피부 건조나 습진 -성장 장애 -탈모 -출혈 경향

1 CETP : cholesteryl ester transfer protein. 콜레스테롤 전송 단백질.

AST(GOT)/ALT(GPT)

AST (aspartate aminotransferase) / GOT (glutamic oxaloacetic transaminase)
ALT (alanine aminotransferase) / GPT (glutamic pyruvic transaminase)

검체 재료 | 혈청

AST는 신장, 폐, 심장, 간, 혈액 등이 파괴되는 병태를 상정하는 경우에 검사하고, ALT는 간세포에 많이 존재하므로 간기능 검사에 사용된다.

고

간 질환
- 바이러스성 급성·만성 간염
- 간경변증
- 약물성 간 장애
- 알코올성 간 장애

담도·췌장 질환
- 담석·담도염
- 담낭암
- 총담관 결석
- 담관암 등

심 질환
- 심근경색
- 심근염 등

근 질환
- 다발성 근염
- 근디스트로피 등

기준치 : AST : 10~40IU/L
ALT : 5~45IU/L

- 임상적 의의는 적다.

저

무엇을 볼까?

- AST(GOT)와 ALT(GPT)는 거의 모든 장기에 존재하는 효소로 둘 다 비슷한 역할을 한다.

- AST는 심근 신장, 간, 골격근에 많이 존재한다. ALT는 간세포에 많이 존재하므로 간기능 검사로 사용된다.

어떨 때 검사할까?

- 약물·한방·알코올 섭취, 바이러스성 간염, 순환부전 등 간기능 이상이 의심되는 병력, 전신 권태감, 황달 등의 간기능 이상에 동반되는 증상, 백색변 등 폐쇄성 황달로 인한 증상이 나타나는 경우에 그 원인이 되는 병태·질환을 상정해 검사한다.
- AST는 신장, 폐, 심장, 근육, 혈액에도 존재하므로 이러한 장기가 파괴되는 병태를 상정하는 경우에도 검사를 시행한다.

관찰 포인트

간 질환 (간세포 장애)	-전신 증상(쇼크 상태, 발열, 전신 권태감, 황달, 거미모양 혈관종, 피하 출혈 등) -복부 증상(간 비대, 식욕 부진, 복부 팽만감, 오심·구토 등) -간성 뇌병증에 의한 증상(의식 장애, 손가락 진전, 퍼덕 떨림, 불면 등) -문맥순환 장애로 인한 증상(복수, 식도[위]정맥류, 복강 정맥류)
급성 심근경색	-흉통 부위, 성질, 정도(대부분의 경우 격렬한 흉부통이 30분 이상 지속) -흉통 유발 요인 -방산통 유무(어깨~팔 안쪽, 등, 인후, 턱, 치아 등) -수반 증상(냉감, 쇼크 증상, 부정맥, 호흡 곤란, 오심·구토 등)
근 질환	-근력 저하, 관절통, 연하 장애, 피부 장애 등

젖산탈수소효소/LDH 동종효소

LDH (lactate dehydrogenase) / LDH isozymes

검체 재료 | 혈청

① 간·담도계 질환, 췌장염, ② 심근 장애, ③ 신경색, 폐경색 등의 경색성 질환, ④ 근 질환, ⑤ 용혈성 빈혈, ⑥ 악성 종양이 의심되는 경우 시행한다.

고

LDH1, LDH2

- 악성 빈혈, 급성 심근경색, 용혈성 빈혈 등

LDH2, LDH3

- 백혈병, 악성 림프종 등

LDH5

- 급성 간염, 원발성 간암, 간경변 등

기준치 LDH : 120~245IU/L
LDH1 : 20~35%, LDH2 : 30~40%
LDH3 : 20~30%, LDH4 : 5~15%
LDH5 : 2~15%

저

- 임상적 의의는 적다.

무엇을 볼까?

- 젖산탈수소효소(LDH)는 대부분의 생체조직에 존재하는 효소다.
- LDH는 다섯 종류의 동종효소(LDH1~5)가 있는데, 존재하는 부위와

분자구조가 각각 다르기 때문에 각 LDH를 분석하면 어떤 부위에 이상이 생겼는지 추정할 수 있다.

어떨 때 검사할까?

- 간·담도계 질환, 간염, 심근경색 등의 심근 장애, 신경색, 폐경색 등의 경색성 질환, 다발근육염, 피부근염 등의 근 질환, 용혈성 빈혈, 악성 종양이 의심되는 경우 검사한다.
- 악성 종양의 경우, 치료에 대한 반응을 판단하는 데 매우 유용해서 효과 판정 목적으로 측정하기도 한다.

주의점

- 용혈에 높은 수치를 보이므로 주의한다.

관찰 포인트

▶ LDH가 '급격히' 상승할 때는 손상을 받은 장기의 범위가 크다는 것을 의미한다. AST·ALT 양쪽 모두 상승을 동반하는 LDH의 상승은 전격성 간염 등의 간 장애를 의심하고, 크레아틴 키나제(CK), AST의 상승을 동반하는 LDH의 상승은 심근경색을 의심한다.

MEMO

알칼리성 인산분해효소/ALP 동종효소

ALP (alkaline phosphatase) / ALP isozyme

검체 재료 | 혈청

주로 폐쇄성 황달이나 간 내 담즙 정체, 간 내 점유 병소가 의심되는 경우 검사한다.

고

ALP1, ALP2 (간 유래)
- 간 장애, 담도계 질환 등

ALP3 (뼈 유래)
- 골대사계 질환 등

ALP4 (태반 유래)
- 임상적 의의는 적다.

ALP5 (소장 유래)
- 간 장애 등

ALP6 (IgG와 결합)
- 임상적 의의는 적다.

기준치 : 80~260IU/L

저

- 갑상선 기능 저하증 등

*ALP가 이상 수치를 보이는 경우, 어떤 동종효소가 존재하는지가 중요하며, 그 분획비(%)를 구하는 데 의의가 있는 것은 아니다.

무엇을 볼까?

- 알칼리성 인산분해효소(ALP)는 알칼리 영역에서 인산에스테르를 가수분해하는 효소로 대부분 장기에 존재한다.

어떨 때 검사할까?

- 폐쇄성 황달이나 간 내 담즙 정체, 간 내 점유 병소가 의심되는 경우 검사한다. 또한 전립선암, 유방암 등 조골성 골전이를 초래하는 암의 경우에 전이 여부를 확인하기 위한 목적으로도 검사한다.
- 갑상선 기능 항진증, 부갑상선 기능 항진증, 구루병에서도 수치가 상승하기 때문에 이러한 질환이 의심되는 경우에도 검사한다.

주의점

- 공복 시 채혈하는 것이 원칙이다.

관찰 포인트

간·담도계 질환	-황달 부위와 정도, 빌리루빈뇨, 회백색변, 전신 소양감 유무 -발열, 전신 권태감 -갈비뼈 아래 통증, 식욕 부진, 오심·구토 -출혈 경향(자반[점상 출혈, 반상 출혈], 점막 출혈[잇몸 출혈, 코 출혈, 혈뇨] 등)
갑상선 기능 항진증	-빈맥, 부정맥, 손 떨림, 피로감 등
골 질환	-동통, 관절통, 저림 등

MEMO

크레아틴 키나제/CK 동종효소

CK (creatine kinase) / CK isozymes

검체 재료 | 혈청

뇌 조직이 손상되는 질환, 심근경색, 근염, 뇌혈관 장애 등의 급성기가 의심되는 경우에 측정한다. 특히 심근경색 급성기를 진단하는 데 가장 중요한 검사다.

고

CK-BB

- 뇌경색, 뇌타박상, 악성 종양 등

CK-MM

- 다발성 근염, 갑상선 기능 저하증, 횡문근융해증 등

CK-MB

- 급성 심근경색, 심근염 등

기준치 CK : 남성 : 57~197IU/L, 여성 : 32~180IU/L
CK-MB : 5% 이하
CK-BB : 2% 이하

- 갑상선 기능 항진증 등

저

무엇을 볼까?

- 크레아틴 키나제(CK)는 골격근이나 심근, 평활근, 뇌에 다량 들어 있는 효소로 에너지 대사와 관련된 역할을 한다.

어떨 때 검사할까?

- 혈중 CK 수치는 근육이나 뇌 조직이 손상되는 질환, 심근경색, 근염, 뇌혈관 장애 등의 급성기가 의심되는 경우에 측정한다. 특히 심근경색 급성기를 진단하는 데 가장 중요한 검사다.
- CK 수치가 어떠한 원인으로 상승했는지 불명확한 경우에는 CK 동종효소도 병행하여 측정한다.
- 이상지질혈증 치료제인 HMG-CoA 환원 효소 저해제(스타틴 : 특히 피브레이트제와 병용하는 경우)를 복용 중인 환자에게는 부작용으로 알려진 횡문근융해증을 관찰하는 목적으로 측정한다.

주의점

- 질환과는 상관없는 근조직 장애, 예를 들어 격렬한 운동, 육체노동, 근경련, 근육 주사 후 등에도 CK 수치가 상승할 수 있으므로 이상 수치가 확인되면 우선 이런 경우에 해당하는지 확인할 필요가 있다.
- 용혈로 인해 수치가 상승하므로 채혈관을 섞을 때는 천천히 흔든다.

MEMO

크레아틴 키나제-MB

CK-MB (creatine kinase-MB)

검체 재료 | 혈청

심근경색, 심근염, 심막염, 심장 외상과 같은 심근세포 장애가 발생하는 질환이 의심되는 경우에 검사한다.

고

- 급성 심근경색
- 심근염
- 심막염
- 심장 외상 등

기준치 **정성 : 5% 이하**
정량 : 15~25IU/L

무엇을 볼까?

- 크레아틴 키나제-MB(CK-MB)는 세 종류의 크레아틴 키나제(CK) 동종효소 중 하나다
- CK-MB는 심근에서 유래한 일탈 효소이므로 심근경색 등이 발병하면 혈중 수치가 상승한다.

어떨 때 검사할까?

- 크레아틴 키나제는 대표적으로 심근경색 같은 심근 장애가 확인되는 경우에 상승한다. 따라서 심근경색, 심근염, 심막염, 심장 외상과

같은 심근세포의 장애가 발생하는 질환이 의심되는 경우에 검사를 시행한다.

주의점

- 용혈로 인해 수치가 상승하므로 채혈관을 섞을 때는 천천히 흔든다.

COLUMN 해석 모델(Explanatory model)이란?

환자가 자신의 병을 파악하고 있는 해석 구조를 해석 모델(또는 설명 모델)이라고 한다. 하버드 의과대학 의료인류학과 정신의학 교수 클라인만(Kleinmann, A.)이 주장한 개념으로, 그가 직접 미국과 아시아의 의료 현장을 관찰한 결과를 바탕으로 1978년 내과학회지 *Annals of internal Medicine*의 논문[1]과 임상인류학(Clinical Anthropology) 교과서[2]에서 설명하고 있다.

해석 모델을 파악하기 위해 필요한 질문 내용은 다음과 같다.

① 당신이 가지고 있는 질환의 원인이 무엇이라고 생각하는가?
② 왜 지금 질환이 생겼다고 생각하는가?
③ 이번 질환이 당신에게 어떤 의미가 있는가?
④ 질환의 경중이 어느 정도라고 생각하는가?
⑤ 어떤 치료를 받아야 한다고 생각하는가?

클라인만 교수는 질환에 대한 환자의 이해나 치료적 기대가 대부분 의사가 예상하는 내용과 현저히 다르다는 점을 발견하고, 이러한 차이를 좁히기 위해 해석 모델의 중요성을 주장한다. 환자 본인이 생각하는 자신의 질환 해석 스토리를 직접 말하게 함으로써, 의사소통의 차이를 줄이고 환자가 납득하고 만족하는 치료로 진행할 수 있게 한다.[3]

1 Annals of internal medicine 88 : Culture, Illness, and Care Clinical Lessons from Anthropologic and Cross-Cultural Research : 251~258, 1978.
2 A. Kleinman : Patients and healers in the context of culture : an exploration of the borderland between anthropology, medicine, and psychinatry, Berkeley, University of California Press 104~118, 1980.
3 일본의학교육학회 의학의료교육용어사전편집위원회 편, 《의학의료교육용어사전》, 쇼린샤, 51.

고마쓰 야스히로, 다니구치 마코토 편, 《내과 연수의 소박한 의문에 답합니다》, 메디컬·사이언스·인터내셔널, 2009 : 5.에서 인용.

아밀라제/아밀라제 동종효소

AMY (amylase) / amylase isozymes

검체 재료 | 혈청

등 부위 통증을 동반한 명치 통증 등 췌장염의 전형적인 증상이 나타나는 경우나 악하선 종창 타액선염이 의심되는 증상을 확인해야 될 때 검사한다.

고

P형
- 급성 췌장염, 만성 췌장염 악화 시, 췌장암, 담도계 질환 등

S형
- 이하선염, 악성 종양(난소암, 간암, 골수종 등) 등

P형 및 S형
- 만성 신부전 등

기준치 아밀라제 : 66~200IU/L
동종효소 P형 : 30~60%
동종효소 S형 : 40~70%

무엇을 볼까?

- 아밀라제(AMY)는 전분을 가수분해하는 효소로, 췌장 유래 효소인 P형과 타액선 유래 S형의 두 가지 동종효소가 있다.

어떨 때 검사할까?

- 과음, 고중성지질혈증, 담석 과거력 등 췌장염이 의심되는 병력, 등

부위 통증을 동반한 명치 통증 등 정형적인 췌장염 증상이 확인되는 경우, 악하선 종창 등 타액선염이 의심되는 증상을 확인해야 하는 경우에 검사를 시행한다.

관찰 포인트 **(급성 췌장염 시)**

- ▶ 활력 징후(혈압 저하·빈맥이나 쇼크 상태, 의식 장애, 호흡 곤란 등. 중증형에서는 활성화된 췌장 효소, 각 염증성 매개체에 의한 전신성 혈관투과성 항진과 응고계 이상[출혈 경향, DIC[1] 등]으로 순환부전, 호흡부전, 신부전 등 주요 장기 장애가 발병하기 쉽다.)
- ▶ 복통(명치를 중심으로 상복부의 지속적인 동통)
- ▶ 등 부위 통증(방산통)
- ▶ 복막 자극 증상
- ▶ 오심·구토, 복부 팽만감(복수 저류나 장관 마비와 함께 나타나기 쉽다.)
- ▶ 황달, 소양감

MEMO

1 DIC : disseminated intravascular coagulation

리파제

lipase

검체 재료 | 혈청

급성 췌장염, 만성 췌장염의 급성 악화, 췌장암 등이 의심되는 경우 검사한다.

고
- 급성·만성 췌장염
- 췌장암
- 췌관 폐색 등

기준치 : 11~53IU/L

저
- 만성 췌장염(말기)
- 췌장암(말기)
- 췌장 절제 후 등

무엇을 볼까?

- 리파제는 지방을 트리글리세라이드(TG : 중성지방)나 지방산 등으로 가수분해하는 효소로, 지방을 장관에서 흡수하기 쉬운 형태로 만드는 기능을 한다.
- 리파제는 췌장에서 생성되어 췌장의 실질적 장애나 췌관의 협착·폐색으로 인한 췌장액 정체 등이 원인이 되어 혈중으로 이탈하여 수치가 상승한다.

어떨 때 검사할까?

- 급성 췌장염, 만성 췌장염의 급성 악화, 췌장암 등이 의심되는 경우 측정한다.
- 급성 췌장염 진단에 대한 민감도·특이도는 혈중 아밀라제보다도 높아서, 혈중 아밀라제가 음성인 경우에도 임상적으로 췌장염이 의심되는 경우에 측정한다.

주의점

- 공복 시 채혈하여 신속히 측정하는 것이 바람직하다.

관찰 포인트 (급성 췌장염 시)

- ▶ 리파제는 아밀라제보다 췌장, 췌장 주위 질환에 특이성이 높으므로 급성 췌장염일 때에는 거의 100% 상승 수치를 보인다.
- ▶ 활력 징후(혈압 저하·빈맥이나 쇼크 증상, 의식 장애, 호흡 곤란 등. 중증형에서는 활성화된 췌장 효소, 각 염증성 매개체로 인한 전신성 혈관 투과성 항진과 응고계 이상[출혈 경향, DIC[1] 등]으로 순환부전, 호흡부전, 신부전 등 주요 장기 장애가 발병하기 쉽다.)
- ▶ 복통(명치를 중심으로 상복부의 지속적인 동통)
- ▶ 등 부위 통증(방산통)
- ▶ 복막 자극 증상
- ▶ 오심·구토, 복부 팽만감(복수 저류나 장관 마비와 함께 나타나기 쉽다.)
- ▶ 황달, 소양감

γ-GTP(감마-글루타밀 트랜스펩티다제)

γ-GTP (γ-glutamyl transpeptidase)

검체 재료 | 혈청

알코올성 간 장애에서 높은 수치를 보이므로 알코올성 간 장애가 의심되는 경우 측정한다.

고

- 알코올성 간염
- 급성·만성 간염
- 간경변
- 간암
- 담즙울체성 간 장애 등

기준치 **남성 : 10~50IU/L**
여성 : 9~32IU/L

무엇을 볼까?

- γ-GTP(γ-글루타밀 트랜스펩티다제)는 신장, 췌장, 간에 다량 들어있는 전이 효소로, γ-글루타밀기를 다른 펩티드나 아미노산으로 전이시킨다.
- 바이러스성 간염, 알코올성 간염으로 대표되는 간 장애, 간 내·간 외 담즙울체가 확인되는 경우 높은 수치를 보인다.

어떨 때 검사할까?

- 간·담도계 장애의 스크리닝에 사용한다. 특히 알코올성 간 장애에서 수치가 상승하므로 알코올성 간 장애가 의심되면 측정한다.
- γ-GTP 상승이 특히 의미를 가지는 경우는 알코올성 간 장애다. 알코올 섭취량과 깊은 관련이 있으므로, 금주·알코올 제한을 지키고 있는지가 지표가 된다.

관찰 포인트 **(알코올성 간 장애 시)**

- ▶ 음주력(양·기간·마지막 음주 일시) 파악(알코올 금단 증상 출현에 유의하기 위해 마지막 음주 일시를 정확히 파악한다.)
- ▶ 알코올 금단 증상(진전, 발한, 빈맥, 불안, 초조함, 불면, 섬망 등[금주 후 6~96시간 후에 증상 발현], 알코올 중단 후 경련 발작[대부분 금주 후 48시간 이내 증상 발현])
- ▶ 식욕 부진, 체중 감소, 전신 권태감
- ▶ 오심·구토, 복통, 설사
- ▶ 간 비대 정도, 복부 팽만감
- ▶ 황달 유무

MEMO

콜린에스테라아제

ChE (cholinesterase)

검체 재료 | 혈청

간에서의 단백질 합성 저하를 반영하므로 간기능 장애 정도를 판단하기 위해 검사한다.

고
- 네프로제 증후군
- 간암, 지방간
- 갑상선 기능 항진증 등

기준치 : 180~466IU/L

저
- 간 장애(간경변, 만성 간염, 간암, 전격성 간염)
- 영양실조
- 소모성 질환 등

무엇을 볼까?

- 콜린에스테라아제(ChE)는 각종 콜린에스테라아제를 콜린과 유기산으로 가수분해하는 효소로 간에서 생산된다.

어떨 때 검사할까?

- ChE의 저하는 간에서의 단백질 합성 저하를 반영하므로 간기능 장애 정도를 판단하기 위한 목적으로 측정한다.
- 영양 상태를 반영하므로 영양 상태를 판단하는 경우 측정하기도 한다.

관찰 포인트

▶ 간경변에서 ChE가 서서히 저하될 때는 간부전의 징후이며, 복수, 황달, 간성 뇌병증 등의 증상에 주의해야 한다.

케어 포인트 (간세포 장애 시)

증상의 관찰과 이상 조기 발견	활력 징후 측정, 증상의 관찰, 이상 조기 발견에 힘쓴다.
간 보호를 위한 안정 확보	간 혈류량을 증가시켜 간세포의 재생을 촉진한다. 또한, 침상에서 안정을 취해 에너지 소비를 줄여 간기능의 부담을 경감시킨다.
식사 관리	간 보호식(고단백, 적정 칼로리, 고비타민식), 복수가 있는 경우는 수분·염분을 제한한다. 식수 제한으로 갈증이 심할 때는 얼음이나 레몬즙 등을 사용해 식수 제한을 지킬 수 있도록 한다.
황달 케어	황달에 의한 신체 변화를 돕는다.
복수 저류 시의 케어	복부 팽만이나 부종에 의해 피부 점막이 약해져 손상되기 쉽고, 욕창이 발생하기 쉽다. 피부의 청결·보습에 신경 쓴다.
안전 대책	복수가 차거나 부종에 의한 보행 시 휘청거림, 낙상을 예방한다.

MEMO

트립신

trypsin

검체 재료 | 혈청

무엇보다 췌장 특이성이 높은 효소이므로 췌장염, 췌장암 등 췌장 질환이 의심되는 경우 검사한다.

고

- 급성·만성 췌장염의 급성 악화 시
- 췌장암, 췌장낭종 등

기준치 : 100~550ng/mL

저

- 만성 췌장염의 비대상기, 췌장암
- 광범위한 췌장 절제 후 등

무엇을 볼까?

- 트립신은 췌장에서 생산되어 십이지장으로 분비되는 소화 효소다.
- 췌장 이외의 장기에는 존재하지 않아서 아밀라제나 리파제보다 췌장 특이성이 높다.

어떨 때 검사할까?

- 트립신은 가장 췌장 특이성이 높은 효소이므로 췌장염, 췌장암 등 췌장 질환이 의심되는 경우 측정한다.
- 만성 췌장염이 진행된 경우는 췌장 외 분비 기능이 상실되는데, 이러한 췌장 외 분비 기능 평가를 목적으로 측정하기도 한다.

관찰 포인트 **(급성 췌장염 시)**

- ▶ 활력 징후(혈압 저하·빈맥이나 쇼크 상태, 의식 장애, 호흡 곤란 등. 중증형에서는 활성화된 췌장 효소, 각 염증성 매개체에 의한 전신성 혈관 투과성 항진과 응고계 이상[출혈 경향, DIC 등]으로 순환부전, 호흡부전, 신부전 등 주요 장기 장애가 발병하기 쉽다.)
- ▶ 복통(명치를 중심으로 상복부의 지속적인 동통)
- ▶ 등 부위 통증(방산통)
- ▶ 복막 자극 증상
- ▶ 오심·구토, 복부 팽만감(복수 저류나 장관 마비와 함께 나타나기 쉽다.)
- ▶ 황달, 소양감

MEMO

심근 트로포닌 T

cardiac troponin T

검체 재료 | 혈청

주로 급성 심근경색이 의심되는 경우 검사한다.

고
- 급성 심근경색
- 불안정협심증, 심근염 등

기준치 : 0.10ng/mL 이하 (ECLIA법)

저
- 임상적 의의는 적다.

무엇을 볼까?

- 트로포닌 복합체에는 트로포닌 C, T, I의 세 종류가 있지만, 트로포닌 T와 트로포닌 I는 골격근과 심근에서 단백질형이 다르다. 심근 트로포닌 T와 심근 트로포닌 I는 골격근에 존재하지 않으므로 심근 특이성이 매우 높다.

어떨 때 검사할까?

- 주로 급성 심근경색이 의심될 때 검사한다.

주의점

- 신기능 장애가 있다면 거짓 양성이 되는 경우도 있으므로 주의한다.

관찰 포인트

심근경색	-흉통 부위, 성질, 정도(대부분의 경우 격렬한 흉부통이 30분 이상 지속) -흉통 유발 요인 -방산통 유무(어깨~팔 안쪽, 등, 인후, 턱, 치아 등) -수반 증상(냉감, 쇼크 증상, 부정맥, 호흡 곤란, 오심·구토 등)
협심증	-흉통, 흉부 교액감, 흉부 압박감(15분 이내에 소실되는 경우가 많다.) -흉통의 유발 요인 -방산통 유무(어깨~팔 안쪽, 등, 인후, 턱, 치아 등) -수반 증상(냉감, 쇼크 증상, 부정맥, 호흡 곤란, 오심·구토 등)
심근염	-감기와 비슷한 증상(발열, 기침, 두통, 인후통, 전신 권태감 등), 흉통, 심계항진, 부정맥, 호흡 곤란 등

MEMO

비타민

vitamin

검체 재료 | 혈청

비타민은 체내에서 합성되지 않으므로 음식물을 통해 섭취해야 한다.

기준치 비타민 A : 30~80μg/dL
비타민 B_1 : 20~50ng/dL
비타민 B_2 : 66~111ng/dL
비타민 B_6 : 4~17ng/dL
비타민 B_{12} : 260~1050pg/dL
엽산 : 4.4~13.7ng/mL

무엇을 볼까?

- 비타민은 생리 기능 유지에 필수 불가결한 미량의 유기물을 총칭한다. 체내에서 합성할 수 없으므로 음식물을 통해 섭취해야 한다.

어떨 때 검사할까?

- 169쪽에 제시한 표와 같은 증상이 확인된 때에는 비타민 결핍을 의심해 검사한다.

각종 비타민 결핍증과 주요 증상

결핍증	주요 증상
비타민 A 결핍증	야맹증
비타민 B_1 결핍증	각기병, 베르니케 뇌증
비타민 B_2 결핍증	구각염, 구순염, 구내염, 설염
비타민 B_6 결핍증	빈혈, 다발성 말초신경염
판토텐산 결핍증	사지 저림, 다리의 작열감
니아신 결핍증	펠라그라(피부염, 설사, 치매)
엽산 결핍증	거대적혈모구빈혈, 태아의 이분척추증(임신 중 결핍된 경우)
비오틴 결핍증	피부염, 탈모, 근육통
비타민 B_{12} 결핍증	거대적혈모구빈혈
비타민 C 결핍증	괴혈병
비타민 D 결핍증	구루병, 골연화증
비타민 E 결핍증	용혈성 빈혈, 부종·탈모(미숙아)
비타민 K 결핍증	출혈 경향, 신생아 흑색변

주의점

- 아침 공복 시에 채혈한다.

ICG 검사(인도시아닌 그린 테스트)

ICG (indocyanine green test)

검체 재료 | 혈청

만성 간 질환의 간 예비능을 알기 위해 실시한다. 간경변의 진단이나 중증도 판정, 예후 측정을 시행한다.

고

- 간염
- 간경변
- 체질성 황달
- 담즙 유출 장애
- 지방간
- 울혈성 심부전 등

정체율 : 10% 이하 (15분 수치)

무엇을 볼까?

- ICG(인도시아닌 그린)은 혈중에 투여하면 간에 의해서만 섭취되며, 그 후 대부분은 담즙으로 배출된다. 장관에서는 재흡수되지 않는다. 이러한 특징 때문에 간으로의 색소 유입, 섭취, 간 내 처리, 담즙으로의 배출이라는 각 과정의 장애를 전체적으로 검출할 수 있다. ICG는 특히 간의 혈류량이나 색소 섭취 능력을 반영한다고 여겨진다.

어떨 때 검사할까?

- 만성 간 질환의 간 예비능을 알기 위해 실시한다. 간경변의 진단이나

중등도 판정, 예후 추정을 실시한다.

- 외과수술 시, 간의 예비능을 알고, 절제 가능한 범위를 결정할 때 시행한다.
- 체질성 황달을 진단하는 경우에도 시행한다. 로터 증후군, 질베르 증후군, 듀빈-존슨 증후군 등의 체질성 황달의 감별에 도움이 된다.

주의점

- 아침 공복 시에 침상에서 안정된 상태로 시행한다.
- 체중을 측정해 체중당 필요한 시약을 준비한다.
- 조영제 등 요오드 알레르기 이력이 있는 경우에는 금기다.
- 황달이 있는 환자에게는 시행하지 않는다.
- 이상지질혈증이 있는 경우에는 측정에 영향을 미친다.
- 심부전으로 간 혈류량이 저하된 경우에도 수치가 높아진다.

COLUMN 경청의 중요성

의사 윌리엄 오슬러(Willian Osler)는 "환자의 말에 귀를 기울여라. 거기에 진단명이 있다."라는 말을 남겼다. 이는 경청의 중요성을 보여주는 두 가지 의미를 지닌다.

첫째, 환자는 자신의 증상을 누군가 귀 기울여주었으면 하는 마음으로 의료기관을 방문한다는 점이다. 환자는 자신의 말을 충분히 들어주는 데서 우선 만족한다. 시간이 없어도 환자의 눈을 보며 환자가 호소하는 증상에 경청하는 자세가 무엇보다 중요하다.

둘째, 환자의 호소에는 진단으로 이어지는 중요한 정보가 들어 있는 경우가 많다. 진단을 내리기 위해 처음부터 정밀 검사를 거듭하기보다 환자의 호소에 느긋하게 귀 기울이는 것이 진단의 지름길이라는 것을 보여준다.

혈액가스/산염기평형

blood gases / acid-base balance

검체 재료 | 혈액

호흡 문제(호흡부전, 인공호흡기 사용 환자), 대사 문제(당뇨병 케톤 산증, 원인 불명의 혈압 저하 환자, 심폐 정지 등)가 의심되는 경우 검사한다.

고

PCO_2

- 폐포 저환기
- 호흡근·신경 장애
- 폐·흉막 질환 등

기준치 PO_2[1] : 80~100Torr
PCO_2[2] : 35~45Torr
pH : 7.36~7.44
HCO_3^- : 22~26mEq/L
BE : −2~+2mEq/L
SaO_2[3] : 93~98%

PO_2

- 호흡부전 등

PCO_2

- 과호흡 증후군
- 대사성 산증의 호흡성 대상(代償)
- 임신, 발열, 운동 등

저

무엇을 볼까?

- 혈액가스 검사에서는 생체 내가 산성인지 알칼리성인지, 또한 호흡 문제인지, 대사 문제인지 추정할 수 있다.
- 혈액가스 검사 결과 중요한 것은 pH(산도), PO_2(산소 분압), PCO_2(이산화탄소 분압), HCO_3^-(중탄산염), 염기 과잉(base-excess), 기본 전해질(Na, K, Cl), 혈당치다.

어떨 때 검사할까?

- 혈액가스 검사는 호흡 문제가 의심되는 경우(호흡부전, 인공호흡기 사용 환자), 대사 문제(당뇨병 케톤 산증, 원인 불명의 혈압 저하 환자, 심폐정지 등)가 의심되는 경우 검사한다.

주의점

- 측정은 동맥혈의 헤파린 채혈(혈액가스 채취용 키트)을 통해 시행한다. 채취 후 10분 이내에 얼음 안에 보관해도 가능한 한 빨리 측정한다.
- 채취 전 20~30분 안정을 취하도록 하고, 맥박수·호흡수가 안정될 때까지 기다린다.
- 혈액가스 검사는 검체 채취 후, 곧바로 검사 기기(전자동 혈액가스·전해질 분석 장치)에 투입하지 않으면 정확한 결과를 얻을 수 없으므로 검체를 채취하면 신속히 검사 기기로 이동한다.

1 PO_2 : partial pressure of oxygen
2 PCO_2 : partial pressure of carbon dioxide
3 SaO_2 : arterial oxygen saturation

관찰 포인트

▶ 호흡 횟수, 맥박 등의 활력 징후를 확인한다. 호흡 곤란 유무 확인, 펄스옥시미터로 경피적 동맥혈 산소포화도 (SpO_2)를 감시한다.

▶ 산염기평형 장애 질환과 증상

	특징	증상
대사성 산증	일시적으로 HCO_3^-가 감소하는 병태	오심·구토, 심각한 경우에는 혈압 저하, 폐부종, 쿠스마울호흡, 심실성 부정맥, 만성으로는 골연화증, 고칼슘뇨증 등
대사성 알칼리증	일시적으로 HCO_3^-가 증가하는 병태	식욕 부진, 구토, 부정맥, 호흡중추 억제, 강직, 근육 흥분성 항진
호흡성 산증	폐포 저환기, 즉 PCO_2 증가에 기인한 산염기평형 장애	**급성 호흡성 산증 :** 호흡수 증가, 발한, 두통, 현기증, 안면홍조, 오심, 혈압 상승, 빈맥. 심각한 경우에는 심박출량 감소, 혈압 저하, 기면, 의식 소실, 경련 **만성 호흡성 산증 :** 기저 질환의 증상만 나타나는 경우가 많다.
호흡성 알칼리증	폐포 과환기, 즉 PCO_2 감소에 기인한 산염기평형 장애	**급성 호흡성 알칼리증 :** 두통, 현기증, 이온화칼슘 감소에 의한 근경련, 지각이상, 의식 장애 **만성 호흡성 알칼리증 :** 기저 질환의 증상만 나타나는 경우가 많다.

▶ 저산소혈증·고이산화탄소혈증 증상

저산소혈증 증상	호흡 횟수 증가, 호흡 곤란
고이산화탄소혈증 증상	호흡 곤란, 의식 혼란, 불안, 불온, 혼미. 심각한 경우에는 환각, 조증 상태

Part IV

면역혈청 검사·수혈

1. 자가면역·알레르기
2. 혈장 단백
3. 호르몬
4. 감염증
5. 종양표지자
6. 수혈

류마토이드 인자

RF (rheumatoid factor)

검체 재료 | 혈청

류마티스관절염이 의심될 때 검사한다.

양성
- 류마티스관절염
- 전신홍반루푸스(SLE[1])
- 쇼그렌 증후군
- 간 질환(만성 간염, 간암, 간경변)
- 강피증
- 다발성 근염, 피부근염 등

기준치 정성: 음성 (-)
정량 : 30IU/L 미만

무엇을 볼까?

- 류마토이드 인자(RF)란 면역글로블린(IgG)의 Fc 부분에 대한 자가항체를 가리킨다. 류마티스관절염 환자의 약 80%에서 발견된다.

어떨 때 검사할까?

- 류마티스관절염이 의심될 때 검사한다.

관찰 포인트 (류마티스관절염의 경우)

관절 증상	-조조강직, 동통, 종창, 압통 -관절의 변형 유무와 정도 -관절 증상의 범위와 발병 부위
전신 증상	-발열, 피로감, 전신 권태감, 빈혈 -식욕 부진, 체중 감소 -관절 위축 유무와 정도 -일상생활 제한 정도

케어 포인트 (류마티스관절염의 경우)

RF 검사 양성에 따른 증상 관찰

▶ 관절 증상은 손·무릎·팔꿈치 관절에 좌우대칭으로 발생하는 경우가 많다.

류마티스관절염 증상 예방과 대책

▶ 추위로 인한 관절 증상 대책을 마련한다.

▶ 관절 보호와 기능 유지를 지도한다.

▶ 심신의 안정과 적당한 운동을 지도한다.

▶ 영양가가 높고 균형 잡힌 식사를 지도한다.

안전 대책

▶ 관절 변형에 의한 낙상을 예방하기 위해 환경을 정비한다.

정신적 도움

▶ 병에 대한 올바른 지식을 통해 정신적 불안을 경감시킬 수 있도록 지도한다.

약물 투여에 따른 효과 모니터링

1 SLE : systemic lupus erythematosus

항CCP 항체

anti-cyclic citrullinated peptide antibody

검체 재료 | 혈청

류마티스관절염의 조기 진단 방법 중 하나로 측정되며 초기 류마티스관절염 환자에서 양성으로 나온다.

고
- 류마티스관절염

기준치 : 5.0U/mL 미만 (ELISA법)

무엇을 볼까?

- 항CCP 항체(항시트룰린화펩타이드 항체)는 류마티스관절염의 새로운 혈중 표지자다. 류마토이드 인자(RF)보다 민감도·특이도에 우수하다.

관찰 포인트

관절 증상	-조조강직, 동통, 종창, 압통 -관절의 변형 유무와 정도 -관절 증상의 범위와 발증 부위
전신 증상	-발열, 피로감, 전신 권태감, 빈혈 -식욕 부진, 체중 감소 -관절 위축의 유무 및 정도 -일상생활 제한 정도

어떨 때 검사할까?

- 류마티스관절염이 의심될 때 검사한다.

케어 포인트

추위에 의한 관절 대책

- ▶ 냉기나 습기는 증상을 악화시키므로 주의해야 한다. 계절과 기후에 맞는 옷·침구를 선택한다.
- ▶ 증상이 심할 때는 목욕을 피한다. 목욕이 불가피한 경우에는 40℃ 정도의 온수에서 약 20분 정도가 적당하다.

심신 안정과 적당한 운동

- ▶ 딱딱한 침대를 선택하고 올바른 침상 자세를 유지하여 수면을 충분히 취할 수 있도록 한다.
- ▶ 염증이 심할 때는 다음 날 피로감이나 관절통이 남지 않을 정도로 운동량을 제한한다.
- ▶ 안정에 따른 움직임 제한 시 필요한 일상생활을 돕는다.

식사 관리

- ▶ 영양가가 높고 비타민, 미네랄, 단백질의 균형이 잡힌 음식을 충분히 섭취한다.

COLUMN 스테로이드 부작용

스테로이드에는 항염증·면역 억제·호르몬 작용이 있는데 그 작용이 과잉으로 발현하여 누작용이 나타나는 경우가 있다. 스테로이드 부작용에는 항염증·면역 억제 작용으로 감염에 걸리기 쉽고, 대사 작용 등에 의한 이차성 당뇨병, 달덩이 같은 얼굴, 고혈압, 부종, 골다공증, 우울증, 불안, 불면, 이상행복감 등을 유발할 수 있다.

이러한 부작용 증상을 조기에 발견하여 대처하려면 의사와 간호사의 관찰 외에 장기 치료 중인 환자 자신이 자기 관리를 할 수 있도록 충분한 설명과 이해를 갖추는 것이 중요하다.

항핵 항체

ANA (anti-nuclear antibody)

검체 재료 | 혈청

교원병, 특히 전신홍반루푸스가 의심될 때 검사한다.

양성
- 전신홍반루푸스(SLE)
- 쇼그렌 증후군
- 진행성 전신경화증
- 혼합결합조직병(MCTD[1])
- 다발성 근염, 피부근염 등

기준치 : 음성 (40배 미만[IFA법])

무엇을 볼까?

- 항핵 항체(ANA)는 자가면역 질환에서 확인되는 대표적인 혈중 자가 항체다.

어떨 때 검사할까?

- 교원병이 의심될 때 검사한다. 교원병 중에서도 특히 전신홍반루푸스가 의심되는 경우 시행한다.
- 간 질환, 갑상선 질환이 있는 환자에게서는 양성 반응이 나타나므로 주의해야 한다.

ANA가 높은 수치를 보이는 환자와 그 확률

전신홍반루푸스(SLE)	99% 양성
쇼그렌 증후군(SjS[2])	70% 양성
다발성 근염/피부근염(PM[3]/DM[4])	70% 양성
진행성 전신경화증(PSS[5])	95% 양성

관찰 포인트 (교원병이 의심되는 경우)

전신 증상	-발열 정도·발열 형태와 유발 요인 -전신 권태감, 피로감, 체중 감소 -식욕 부진·오심
관절 증상	-관절통·근육통의 유무와 정도·부위
피부 증상	-피부 변화 부위와 지속 상황 -접형 홍반, 원판상 홍반, 레이노현상 -광과민증
신기능 장애 유무	-요량·배뇨 횟수, 단백뇨 유무, 부종

MEMO

1 MCTD : mixed connetive tissue disease
2 SjS : sjögren's syndrome
3 PM : polymyositis
4 DM : dermatomyosis
5 PSS : progressive systemic sclerosis

항미토콘드리아 항체

AMA (anti-mitochondrial antibody)

검체 재료 | 혈청

원인 불명의 간기능 장애가 확인될 때 검사한다. 원발성 담즙성 간경변일 때 높은 비율로 나타난다.

40배 이상
- 원발성 담즙성 간경변(PBC[1])

양성
- 자가면역성 간염
- 간경변
- 약물성 간염
- 매독
- 교원병 등

기준치 : 음성 (10배 미만[IFA법])

무엇을 볼까?

- 항미트콘드리아 항체(AMA)는 미토콘드리아 내막의 지단백 등에 대한 자가 항체다.

어떨 때 검사할까?

- 원발성 담즙성 간경변(PBC)일 때 높은 비율로 나타나므로 원인불명의 간기능 장애가 확인되는 경우 검사한다.

관찰 포인트 (PBC의 경우)

황달 부위와 정도	안구 결막, 구강 점막, 전흉부, 안면 등
전신 증상	전신 소양감, 식욕 부진, 오심·구토, 복부 팽만감, 발열

케어 포인트 (PBC의 경우)

증상 예방과 대책

- ▶ 소양감에 의한 불쾌함 대책 (소양감은 온도가 높거나 건조하면 심해지므로 실내 온도·습도를 조절한다. 해당 부위를 깨끗이 닦고 항가려움제를 도포한다.)
- ▶ 피부·점막 보호와 이차 감염 예방 대책 (의류 마찰에 의한 피부 손상을 방지하기 위해 청결하고 부드러운 소재를 고른다. 해당 부위를 닦거나 샤워를 통해 청결을 유지한다. 손톱을 짧게 잘라 긁은 상처 등 피부가 손상되지 않도록 주의한다. 부드러운 칫솔을 사용한다.)
- ▶ 식사 관리(고칼로리, 고비타민식을 한다. 복수 등이 찬 경우에는 수분·염분을 제한한다.)
- ▶ 배변 조절 다책 (변비를 예방하는 식품 선택, 복부 마사지 실시 등)

정신적 도움

- ▶ 간 생검이나 내시경에 의한 식도정맥류 판정과 치료가 시행되는 경우가 있으므로 검사나 치료에 대해 충분히 설명하여 불안을 경감시키도록 노력한다.

1 PBC : primary biliary cirrhosis

CRP(C반응성 단백)

CRP (C-reative protein)

검체 재료 | 혈청

염증의 현저한 증가를 확인하거나 감염증을 비롯한 염증 반응이 의심되는 경우 검사한다.

고

- 세균·바이러스 감염증
- 류마티스관절염
- 류마티스열
- 악성 종양, 악성 림프종
- 급성 심근경색
- 수술 후
- 화상, 외상 등

기준치 : 0.30mg/dL 미만

무엇을 볼까?

- CRP(C반응성 단백)는 급성기 반응 단백의 대표적인 성분으로 염증이 생기면 현저한 증가세를 보인다.
- CRP는 염증 자극 후 6시간 정도 후 증가하기 시작하는데 현저한 증가세를 보이는 것은 12시간 정도이며, 2~3일 정도에 최대치로 상승한다고 여겨진다.

어떨 때 검사할까?

- 감염증을 비롯한 염증 반응이 의심되는 경우 검사를 시행한다. 또한, 교원병 진단에 사용되는 경우가 많고 치료 효과 판정에도 이용된다.
- CRP가 10mg/dL을 초과하면 패혈증을 비롯한 중증 감염을 시사한다.

주의점

- CRP의 상승과 함께 발열을 보이는 경우가 많다. 발열의 추이나 호흡수를 비롯한 활력 징후를 경과 관찰하는 것이 중요하다.

관찰 포인트

- ▶ 염증에 수반되는 증상 (발열, 종창, 발적, 동통 등과 그 부위)
- ▶ 활력 징후
- ▶ 질환 유무와 정도
- ▶ 사용 약물 유무와 효과
- ▶ 영양 상태 및 식사 섭취 상황
- ▶ 관련된 검사 데이터 파악 (백혈구, 혈액상, 적혈구 침강 속도)

COLUMN **검사와 병력 청취·신체 소견**

최근 검사 기술이 진보해서 검사 수치를 통해 질병의 진단 및 치료로 이어지는 과정이 매우 원활해졌다. 그런데 왜 검사 전에 신체 소견을 다루는 기술은 거의 진보하지 않았을까?

'검사만 하면 신체 소견은 불필요하지 않을까?'라고 생각하는 사람도 있을지 모른다. 하지만 검사 수치만 확인하면 끝나는 것이 아니라 소중한 환자를 진찰한다는 사실을 잊지 않았으면 한다.

-미즈노 아쓰시(세이루카국제병원 심혈관센터 순환기내과)

면역글로불린(IgG, IgA, IgM, IgD, IgE)

Ig (immunoglobulin)

검체 재료 | 혈청

다클론성 고감마글로불린혈증, 단클론 감마글로불린혈증, 저면역글로불린혈증 등의 질환이 의심되는 경우 검사한다.

기준치 IgG : 800~1,600mg/dL
IgA : 140~400mg/dL
IgM : 남성 : 31~200mg/dL
여성 : 52~270mg/dL
IgD : 2~12mg/dL
IgE : 250IU/mL (RIST법)
0.34PRU/mL (RAST법)

IgG	↕	높은 수치	만성 간염, 간경변, 자가면역 질환, 악성 종양, 염증성 질환, 본태성 M단백혈증(IgG형), IgG형 다발성 골수종 등
		낮은 수치	원발성 면역 결핍증, 무감마글로불린혈증, 네프로제 증후군, IgG형 이외의 다발성 골수종, 원발성 면역 결핍증 등
IgA	↕	높은 수치	만성 간염, 간경변, 자가면역성 질환, 악성 종양, 본태성 M단백혈증(IgA형), IgA형 다발성 골수종 등
		낮은 수치	원발성 면역 결핍증, 무감마글로불린혈증, IgA 결핍증, IgA형 이외의 다발성 골수종 등

IgM	↕	높은 수치	급성 간염, 감염증, 염증성 질환, 자가면역성 질환, 본태성 M단백혈증(IgM형), 원발성 마이크로글로불린혈증 등
		낮은 수치	원발성 면역 결핍 증후군, 무감마글로불린혈증, IgM 결핍증 등
IgD	↕	높은 수치	IgD형 다발성 골수종, 결핵 등
		낮은 수치	무감마글로불린혈증, IgD형 이외의 다발성 골수종 등
IgE	↕	높은 수치	기관지천식, 알레르기성 비염, 알레르기성 결막염, 간 장애(급성·만성 간염, 간경변), 기생충 질환, IgE형 다발성 골수종 등
		낮은 수치	IgE형 이외의 다발성 골수종, 원발성 면역 결핍 증후군, 사코이드증 등

무엇을 볼까?

- 면역글로불린은 림프·형질세포에 의해 생합성되는 항체 활성을 지닌 당단백질이다. 체액성 면역 기능이 있어서 이물질을 제거한다.

어떨 때 검사할까?

- 증가하는 질환으로는 다클론성 고감마글로불린혈증(간 질환, 결핵을 비롯한 만성 감염증, 악성 종양, 결손증 등)과 단클론 감마글로불린혈증(다발성 골수종, 원발성 마이크로글로불린혈증, 악성 림프종 등)이 있다. 감소하는 질환으로는 저면역글로불린혈증(무감마글로불린혈증 및 저감마글로불린혈증, 이상감마글로불린혈증)이 있다. 이러한 질환이 의심될 때 검사한다.

β_2-마이크로글로불린

β_2-MG (β_2-microglobulin)

검체 재료 | 혈청

다발성 골수종의 병기 분류나 신기능 장애의 표지자로 사용된다.

고

- (신부전을 수반하지 않은) 간질성 신염, 세뇨관 장애, 급성 세뇨관 괴사 등
- 신부전
- 자가면역 질환
- 감염증
- 혈구탐식 증후군 등

기준치 : 1.0~1.9mg/L (RIA법)

무엇을 볼까?

- β_2-마이크로글로불린(β_2-MG)은 전신의 유핵세포 등에 미량으로 존재하는 저분자 단백이다.
- 저분자라서 신사구체 기저막을 자유롭게 통과하고 대부분 근위세뇨관에서 재흡수되어 이화된다. 신부전에서는 사구체 여과 능력이 저하되어 혈청 내 β_2-MG가 상승한다. 또한, 근위세뇨관에 장애가 있으면 β_2-MG가 재흡수되지 않으므로 소변 속 β_2-MG의 수치가 상승하게 된다.('요중 β_2- 마이크로글로불린'(38쪽) 참조)

어떨 때 검사할까?

- 다발성 골수종의 병기 분류에 사용한다.
- 신기능 장애의 표지자로 검사한다.
- 투석아밀로이드증의 원인 물질로 추정되어 투석 환자의 투석 효율 평가를 목적으로 검사한다.

관찰 포인트

배뇨 상태	소변 횟수, 요량, 소변의 성상
전신 증상	활력 징후, 피부 상태, 부종, 체중 증가, 식사·수분 섭취량, 식욕 부진, 피로감, 탈력감, 오심·구토 유무

케어 포인트

증상의 예방과 대책(신부전의 경우)

▶ 안정을 유지하고 보온에 신경 쓰도록 교육 (과도한 운동은 신장에 부담을 주므로 격렬한 운동은 피한다. 보온은 신혈관을 확장시키므로 실내 온도, 의복, 침구 등으로 보온한다.)

▶ 증상 예방을 위한 식사 지도 (체중, 요량, 수분 섭취량을 관찰하여 필요에 따라 염분이나 단백 제한을 실시한다.)

▶ 오심·구토 대책 (식사 시간과 양을 조절한다. 구토 시에는 곧바로 토사물을 치우고, 구강을 청결하게 한 뒤 구토 유발 요인을 제거한다.)

▶ 소양감에 따른 불쾌감 대책 (신체 청결에 힘쓰고 로션 등으로 보습한다. 피부 손상을 막기 위해 손톱은 짧게 자른다.)

▶ 피부·점막의 청결과 보호 (구강, 안검, 음부 등을 청결하게 유지하고, 부드러운 잠옷과 침구류를 선택한다.)

▶ 변비 예방 대책 (식품 선택, 복부 마사지를 시행한다.)

약물 관리

▶ 이뇨제 등의 약물을 정확하게 투여한다.

한랭응집반응

cold agglutination

검체 재료 | 혈청

주로 비정형폐렴이 의심되는 경우 검사한다.

양성

- 마이코플라스마 폐렴 등의 비정형폐렴
- 후천성 용혈성 빈혈
- 간경변
- 다발성 골수종
- 사이토메갈로바이러스감염
- 전염성 단핵구증
- 리스테리아증

기준치 : 음성 (32~64배 이하)

무엇을 볼까?

- 적혈구 응집소는 항적혈구 항체의 일종으로 적혈구를 응집하는 작용이 있으며, 지정 온도 차에 따라 냉식과 온식으로 분류된다. 이 냉식 항체를 한랭 응집소라고 하는데 4~10℃에서 가장 잘 응집한다.
- 일부 감염증에서도 한랭 응집소가 증가한다고 알려져 있다. 마이코플라스마, 클라미디아 등의 비정형폐렴에서 증가한다.

어떨 때 검사할까?

- 비정형폐렴이 의심되는 경우 검사한다. 비정형폐렴에서는 증상이 비교적 심한 마른기침을 동반하는 경우가 많다. 일반적인 항생제에 반응하지 않는 폐렴에서도 비정형폐렴을 의심하여 측정한다.

주의점

- 비정형폐렴의 예방책이 필요하다.

관찰 포인트 (비정형폐렴이 의심되는 경우)

기침 유무와 객담이 나오는 정도

수반 증상 유무와 정도

▶ 체온, 두통, 전신 권태감

감염원 확인

▶ 마스코플라스마 폐렴이 의심되는 경우(감염자와 밀접한 접촉 이력 유무)

▶ 클라미디아 폐렴이 의심되는 경우(애완동물 사육 이력, 조류와 접촉 이력 유무 등)

COLUMN 결핵에 N95 마스크?

결핵의 감염 경로인 '공기 감염'은 직경 5μm 이상의 '비말'이 공기 중에 직경 5μm 이하의 '비말핵'이 되어 공기 중을 장시간 떠다니게 되면서 야기된다. 따라서 상기도에서 배출되는 '비말' 확산 방지가 중요한 핵심이다.

'비말' 대책으로는 환자의 수술용 마스크 착용이 유효하다. '비말'이 날아가지 않으면 '비말핵'도 발생하지 않으므로 결핵이 의심되는 환자는 수술용 마스크를 착용하는 것이 감염 대책의 가장 첫 번째 단계다.

한편 폐결핵이 의심되는 환자를 진료하는 의료 종사자는 '비말핵'을 흡입하지 않도록 N95 마스크를 착용하도록 한다.

직접·간접 쿰즈 검사

direct / indirect Coombs test

검체 재료 | 혈액

적혈구 표면에 결합하는 항적혈구 항체를 조사하는 검사로 용혈이 의심되는 경우 가장 먼저 시행한다.

양성

직접 쿰즈 검사
- 자가면역성 용혈성 빈혈
- 신생아 용혈성 질환
- 면역성 범혈구감소증
- 속발성 용혈성 빈혈(전신홍반루푸스(SLE), 쇼그렌 증후군 등)
- 부적합 수혈 직후 등

간접 쿰즈 검사
- 자가면역성 용혈성 빈혈
- 신생아 용혈성 질환
- 부적합 수혈 직후
- 한랭응집소 증후군 등

기준치 : 음성 (-)

무엇을 볼까?

- 적혈구 표면에 결합하는 항적혈구 항체를 조사하는 검사다.
- 적혈구와 반응하는 항체는 ① 동종 적혈구 항체(다른 사람 개체의 적혈구와 반응)와 ② 자가 적혈구 항체(자신의 적혈구와 반응)로 구분된

다. 이 항체를 검출하는 검사가 쿰즈 검사인데, 크게 직접과 간접 두 가지로 나뉜다.

- 동종 적혈구 항체를 다른 사람 개체의 적혈구와 반응하는 항체로 임상적으로는 '혈액형 부적합 수혈의 부작용'과 관계있다. 자가 항체는 '자가면역성 용혈성 빈혈'과 관계있다.

어떨 때 검사할까?

- 용혈이 의심되는 경우 가장 먼저 시행한다.

관찰 포인트

빈혈 증상의 정도와 관련 증상	-빈혈 증상의 정도(안색, 안검, 구강점막, 손발톱 색깔) -관련 증상(권태감, 졸음, 현기증, 이명, 식욕 부진, 심계항진, 호흡 곤란)
황달의 유무와 정도	-피부나 안구의 황달, 소양감 유무
복부 증상	-담석에 의한 등·허리 부위의 통증 유무와 정도, 간·비장 비대에 의한 압박감 등
전신 증상	-오한·발열 유무

MEMO

성장 호르몬(GH)

GH (growth hormone)

검체 재료 | 혈청

성장 호르몬 결핍성 저신장증, 말단거대증의 진단이나 시상하부·뇌하수체 기능의 지표 중 하나로 검사한다.

고
- 말단거대증
- 거인증
- 신경성 식욕 부진증
- 저영양
- 이소성 GH 생산종양 등

기준치 : 남성 : 0.42ng/mL 이하
여성 : 0.66~3.68ng/mL

- 뇌하수체전엽 기능 저하증
- GH 결핍성 저신장증
- GH 단독 결핍증
- 생식샘 기능 저하증
- 비만
- 당뇨병 등

저

무엇을 볼까?

- 성장 호르몬(GH)은 뇌하수체전엽에서 분비되는 성장 촉진 호르몬이다.

- 중요한 생리 작용으로 지방분해, 단백질합성, 연골발육 촉진이 있다.

어떨 때 검사할까?

- GH 결핍성 저신장증이나 말단거대증의 진단·치료에 필수적이다. 또한, 시상하부·뇌하수체 질환에서는 분비가 저하되므로 시상하부·뇌하수체 기능의 지표 중 하나로 검사한다.

주의점

- GH는 스트레스, 운동, 단백식, 수면, 장시간 절식으로 인해 높은 수치를 보이므로 아침 공복 시 30분 이상 안정을 취한 후에 채혈하는 것이 바람직하다.

관찰 포인트

- ▶ 거인증, 말단거대증에서는 심비대, 나트륨(Na) 저류 작용으로 고혈압, 항인슐린 작용에 의한 내당 기능 장애(당뇨병)가 수반되기 쉽다.
- ▶ 키, 몸무게, 체형, 성장력, 가족력 등을 확인한다.
- ▶ GH 과잉 증상이 의심될 때는 고신장, 혀·코·손발의 비대나 혈압, 시력 장애 등의 증상 유무를 관찰한다.
- ▶ GH 부족 증상이 의심될 때는 저신장, 영구치 맹출 지연, 체지방 증가 등의 증상 유무를 관찰한다. 또한, '최근 반지가 안 들어간다'거나 '구두가 꽉 낀다'와 같은 증상 등은 치료의 중요한 열쇠가 되는 문진 사항이다.

MEMO

ACTH(부신피질 자극 호르몬)

ACTH (adrenocorticotropic hormone)

검체 재료 | 혈장

부신피질 호르몬의 이상을 초래하는 질환의 병력, 증상, 소견이 있을 때 검사한다.

고

- 애디슨병
- 쿠싱병
- 이소성 ACTH·CRH 생산종양
- 선천성 부신피질과형성
- 넬슨 증후군(양측 부신피질 적출 후 ACTH 과잉 분비) 등

기준치 : 60pg/mL (조기 안정 시)

- 부신종양·암에 의한 쿠싱병
- 뇌하수체전엽 기능 저하증
- ACTH 단독 결핍증
- 스테로이드 호르몬 등

저

무엇을 볼까?

- ACTH(부신피질 자극 호르몬)는 뇌하수체전엽에서 분비되어 부신피질에 작용하고 스테로이드 합성을 촉진한다. 일내변동이 있어서 일반적으로 아침에 높고 밤에 낮아진다.

어떨 때 검사할까?

- 부신피질 호르몬 이상을 초래하는 질환의 병력, 증상, 소견이 있을 때 원인이 되는 병태·질환을 상정하여 검사한다.

주의점

- 아침 공복 시 30분 이상 침상에 누워 안정을 취한 뒤 채혈과 측정을 실시한다.
- 스트레스로 인해 검사 수치가 상승하는 경우도 있으므로 검사 방법이나 질병 상태에 관하여 충분히 설명하고 안정된 분위기에서 검사를 받을 수 있도록 배려한다.

관찰 포인트

▶ 얼굴이나 경부, 전신의 부종이나 지방 침착, 근력 저하, 탈력감, 권태감, 오심이나 설사, 식욕 부진 등 질환의 증상 유무를 관찰한다.

COLUMN 병동에서 ESR 측정법(웨스터그렌법)

① 항응고제(3.85% 구연산나트륨) 0.4mL가 들어간 혈침 전용 시험관에 정확히 2mL 채혈하여 신속하게 섞는다.

② 혈침대에 혈침봉을 세워 혈침봉 상부 0mm까지 혈액을 정확히 주입한다. 이때 혈액에 노출되거나 바늘에 찔리는 사고에 유의한다.

③ 혈침봉에 혈액을 주입하면 신속히 타이머를 1시간으로 맞춘다.

④ 1시간 후에 혈액 성분이 가라앉은 수치를 밀리미터 단위로 측정한다. 이 경우 측정시간을 넘기지 않도록 유의한다.

⑤ 측정 후 혈액을 폐기할 때 혈액에 노출되지 않도록 주의한다.

TSH(갑상선 자극 호르몬)

TSH (thyroid stimulating hormone)

검체 재료 | 혈청

갑상선, 뇌하수체 이상을 초래하는 질환의 병력, 증상, 소견이 있을 때 검사한다.

고

- 원발성 갑상선 기능 저하증(점액수종, 크레틴병)
- 만성 갑상선염(하시모토병)
- 갑상선 부분절제 후
- 뇌하수체 TSH 분비종양
- 약물(리튬, 요오드, 아미오다론염산염 등)

기준치 : 0.4~4.0μIU/mL (ECLIA법)

- 갑상선 기능 항진증(그레이브스병, 플러머병)
- 아급성 갑상선염
- 무통성 갑상선염
- 뇌하수체 기능 저하증(뇌하수체염, 시한 증후군)

저

무엇을 볼까?

- TSH(갑상선 자극 호르몬)는 TRH[1](갑상선 자극 호르몬 분비호르몬)에 의해 뇌하수체에서 분비되는 호르몬으로 갑상선 호르몬(T_3, T_4) 분비를 자극한다.

어떨 때 검사할까?

- 갑상선, 뇌하수체 이상을 초래하는 질환의 병력, 증상, 소견이 있을 때 원인이 되는 병태·질병을 상정하여 검사한다.

관찰 포인트

갑상선 기능 항진의 경우	식욕 항진, 체중 감소, 안구 돌출, 심계항진, 빈맥, 호흡 곤란, 발한, 미열, 설사, 손발 떨림, 탈력감, 초조감, 피로감, 불면
갑상선 기능 저하의 경우	저체온, 부종, 변비, 무기력, 무표정, 전신 권태감, 탈모, 피부 건조, 혀 비대, 기억력 저하, 쉰 목소리, 움직임 둔화

케어 포인트

갑상선 기능 항진의 경우

▶ 심신 안정 (그민 등을 쉽게 털어놓을 수 있는 환경 정비, 시원한 병실·환경 만들기, 신체 청결 유지)

▶ 식사 관리 (고칼로리·고단백·고비타민식, 충분한 수분 보충, 이뇨 작용이 있는 음료 피하기)

▶ 약물 요법 (장기간 지속적으로 복용하는 경우 복용에 대한 지도 및 설명을 철저히 하고 부작용을 관찰한다.)

갑상선 기능 저하의 경우

▶ ADL[2] 저하에 동반되는 일상생활 보조 (가능한 범위에서 환자 스스로 일상생활을 할 수 있도록 돕는다. 자주 병실을 방문해 행동과 동작을 관찰하여 사고를 방지한다.)

▶ 피부 보호, 브습 (피부 보호용 입욕제 사용, 의복이나 침구로 체온, 채광에 신경 쓰며 상기도 감염을 예방한다.)

1 TRH : thyrotropin-releasing hormone
2 ADL : activities of daily living

FT_3 (유리 트리요오드티로닌) / FT_4 (유리 티록신)

free triiodothyronine / free thyroxine

검체 재료 | 혈청

갑상선 이상을 초래하는 질환의 병력·증상·소견이 있을 때 원인이 되는 병태·질환을 상정하여 검사한다.

고

FT_3, FT_4

- 갑상선 기능 항진증(바제도병, 플러머병)
- 아급성 갑상선염, 무통성 갑상선염
- 뇌하수체 TSH 분비종양

기준치 : FT_3 : 2.1~4.1pg/mL
FT_4 : 1.0~1.7ng/dL

FT_3, FT_4

- 뇌하수체 기능 저하증(뇌하수체염, 시한 증후군 등)
- 원발성 갑상선 기능 저하증(크레틴병)
- 만성 갑상선염(하시모토병)
- 갑상선 부분절제 후 등

저

무엇을 볼까?

- 갑상선 호르몬(T_3, T_4)의 대부분은 혈중에서는 주로 TBG(티록신결합 글로불린)에 결합되어 있는데(결합형), 극히 드물게 유리형이 존재한다. 이를 각각 FT_3(유리 트리요오드티로닌), FT_4(유리 티록신)라고 부른다.

어떨 때 검사할까?

- 갑상선 기능 이상을 초래하는 질환의 병력·증상·소견이 있을 때 원인이 되는 병태·질환을 상정해 검사한다.

다른 검사와의 관계

갑상선 기능과 갑상선 호르몬과의 관련

	TSH	FT_3	FT_4
갑상선 기능 항진	↓	↑	↑
갑상선 기능 저하	↑	↓	↓

COLUMN 염분 제한 지도의 요령

고혈압, 심부전, 만성 신장병 환자 치료의 기본은 염분 제한인데, 의외로 염분 제한에 대한 지도가 어렵다. 왜냐하면 짠맛에 익숙한 환자에게 염분 6g 제한은 거의 아무런 맛이 느껴지지 않기 때문이다. 그래서 평소 짜게 먹는 환자에게 막연히 '염분은 1일 6g으로 제한하세요'라고 말해도 좀처럼 지켜지기 어렵다.

염분 제한이 필요하다면 맛을 해치지 않으면서 염분을 제한할 방법을 조언해야 한다. '요리를 할 때는 소금을 사용하지 말고 완성된 요리의 표면에만 소금을 조금만 뿌려 드세요', '소금 대신 식초나 간장 소스를 사용해보세요'라고 조언하면 맛을 해치지 않으면서 염분 제한이 가능해진다.

생활 지도나 식사 지도는 환자의 예후를 결정하는 데 있어서 약물 투여나 내복약 처방 못지않게 중요하기 때문에 임상 현장에서 효과적인 지도 방법을 모색해 나가야 한다.

HCG(사람 융모성 생식샘 자극 호르몬)

human chorionic gonadotropin

검체 재료 | 혈청, 소변

임신 시 융모조직에서 분비되는 생식샘 자극 호르몬으로, 소변에 나오므로 임신 판정 등에 이용된다.

고

- 융모성 질환(융모암, 포상기태)
- 이소성 HCG 생산종양(난소암, 고환종양, 위암, 췌장암 등)
- 임신 등

기준치

임신 주수	혈청(mIU/mL)	소변(mIU/mL)
비임신, 남성	1.0 이하	2.5 이하
임신 6주 이하	4,700~87,200	1,100~62,600
임신 7~10주	6,700~202,000	1,800~191,000
임신 11~20주	13,800~68,300	3,100~125,000
임신 21~40주	4,700~65,300	1,400~29,400

저

- 절박유산
- 태아 사망
- 자궁외임신 등

무엇을 볼까?

- HCG(사람 융모성 생식샘 자극 호르몬)는 특히 임신 시 융모조직에서 분비되는 생식샘 자극 호르몬이다. 소변에 나타나므로 임신 판정 등에 이용되는 경우가 많다.

어떨 때 검사할까?

- 임신 진단, 경과 관찰, 이상 임신 진단에 이용된다. 또한, 동시에 고환 종양, 융모성 질환(포상기태, 침윤기태, 융모암) 및 생식샘 배세포종양의 표지자로도 측정한다.

관찰 포인트

- ▶ 임신 여부, 임신 횟수, 입덧
- ▶ 부정자궁출혈 유무
- ▶ 복통 유무

COLUMN 숨은 공로자, 병리 의사와 임상 병리사

방대한 병리 검사 진단의 숨은 공로자인 병리 의사와 임상 병리사의 업무는 무엇일까?

그들은 임상에서 제출된 수많은 검체를 신속 정확하게 진단해서 보고하는 역할을 한다. 임상 의사로부터 넘겨받은 바통을 다시 임상 의사에게 돌려주기 위해 병리팀에서는 풀가동 상태로 대응하고 있다.

'검체만 본다'고 말하기 쉽지만, 사실 현미경을 통해 보는 검체는 환자의 일부이며, 그에 따른 진단은 환자의 미래를 좌우한다. 그런 의미에서 '환자의 핵심을 들여다보고 있는 것'이다.

의학 지식을 총동원하여 진단 및 진료에 임하는 그들은 진정한 의미에서 의학자이며 의료팀의 일원이다.

-오노 히로시, 의료법인 슈와카이 슈와종합병원 호흡기내과의장

에스트로겐/프로게스테론

estrogen/progesterone

검체 재료 | 혈청

난소 기능이나 태반 기능의 평가가 필요할 때 측정을 검토한다.

고

에스트라디올(estradiol, E_2)

- 난소 과잉자극 증후군, 에스트로겐 분비종양, 선천성 부신피질과형성, 간부전(남성) 등

에스트리올(estriol, E_3)

- 다태임신, 간부전(남성) 등

프로게스테론

- 쿠싱 증후군, 선천성 부신피질 과형성, 부신암, 임신 등

기준치 : 'E_2, E_3, 프로게스테론 기준치'(205쪽 표) 참조

에스트라디올

- 난소 기능 저하증, 터너 증후군, 태반 기능 부전 등

에스트리올

- 자궁 내 태아 사망, 자궁 내 태아 발육 지연, 무뇌아 임신, 태반 술파타아제 결핍증 등

프로게스테론

- 난소 기능 저하증, 태반 기능 부전, 애디슨병, 범뇌하수체 기능 저하증 등

저

무엇을 볼까?

- 에스트로겐은 난포 호르몬이라고도 불리는 여성 호르몬으로 중요한 것은 에스트론(E_1), 에스트라디올(E_2), 에스트리올(E_3) 세 가지다.
- E_2는 세 가지 중에서 자궁내막, 자궁근에 대한 활성이 가장 높고, E_3는 E_1, E_2의 대사물로 임신 후기에 증가한다.
- 프로게스테론은 성주기나 임신에 깊이 관여하는 스테로이드 호르몬으로 일반적으로 황체 호르몬이라고 불린다.

어떨 때 검사할까?

- 에스트로겐의 측정에서 혈중 E_2 수치는 난소 기능을 평가하고, 혈중 E_3 수치는 임신 중 태반에서 분비되므로 태아·태반 기능을 평가한다.
- 프로게스테론의 측정은 난소 기능(월경 이상, 불임증)·태반 기능·부신 기능의 평가에 이용된다.
- 여성 갱년기 장애가 의심되는 증상(불안, 우울증 등)이 확인될 때 측정을 검토한다.

E_2, E_3, 프로게스테론 기준치

	E_2(pg/mL)	E_3(pg/mL)	프로게스테론(ng/mL)
난포기	10~150	0~20	0.5~1.5
배란기	50~380	5~40	1.5~6.8
황체기	30~300	5~40	5.0~28.0
갱년기	10~50	0~20	0.3~0.4

코르티솔

cortisol

검체 재료 | 혈청, 혈장

부신의 이상을 초래하는 질환의 병력, 증상, 소견이 있을 때 검사한다.

고
- 쿠싱병
- 이소성 ACTH / CRH 생산종양 등

기준치 : 5~15μg/dL (RIA법)

- 애디슨병
- 선천성 부신피질 과형성
- 넬슨병
- 뇌하수체 기능 저하증
- 스테로이드 호르몬 투여
- ACTH 단독 결핍증 등

저

무엇을 볼까?

- 코르티솔은 부신피질에서 생산되는 호르몬으로 가장 대표적인 당질코르티코이드다. 당 생산 촉진, 단백 이화, 지방 분해, 면역 기능, 전해질대사, 골대사 등 여러 가지 기능을 지니고 있어 생명 유지에 꼭 필요하다.
- 아침 기상 시에 항진되고, 저녁때부터 저하되는 일내변동을 보이고, 스트레스를 받으면 상승하기 때문에 스트레스 호르몬이라고도 한다.

어떨 때 검사할까?

- 부신의 이상을 초래하는 질환의 병력, 증상, 소견이 있을 때 원인이 되는 병태·질환을 상정하여 검사한다.

주의점

- 코르티솔은 ACTH(부신피질 자극 호르몬)의 분비 조절과 일치하고, 일내변동이 있어서 일정한 시각에 안정된 상태에서 채혈한다. 일내변동이 소실된 쿠싱병 등에서는 야간 혈중 코르티솔 측정이 유용한 경우가 있다.

관찰 포인트 (쿠싱 증후군의 경우)

일상생활 보조	-근력 저하나 체형 변화와 같은 원인으로 넘어지기 쉬우므로 걷기에 편한 신발과 입기 쉬운 잠옷을 선택한다. 복도나 침상 주위에 있는 위험물을 제거한다.
영양 보충	-염분 제한, 고칼륨식, 고단백식을 기본으로 한다.
감염 예방	-손 씻기, 양치질, 목욕 등으로 청결을 유지하고 일상생활의 위생 지도를 철저히 한다. -손톱을 깎아 긁힌 상처를 내지 않는다. 타박상 등에 의한 피부 손상을 예방한다.

MEMO

혈장 레닌 활성/알도스테론

plasma renin activity / aldosterone

검체 재료 | 혈장

고혈압, 나트륨·칼륨 대사 이상의 진단, 대사 산증·알칼리증을 보일 때 시행한다.

고

혈장 레닌 활성, 알도스테론 모두 높은 수치

- 신혈관성 고혈압
- 레닌 분비종양
- 바터 증후군
- 갈색세포종 등

혈장 레닌 활성만 높은 수치

- 애디슨병
- 염분소실형 21-하이드록실레이스 결핍증 등

알도스테론만 높은 수치

- 원발 알도스테론증 등

기준치 **혈장 레닌 활성 : 0.5~2.0ng/mL/hr**
알도스테론 : 36~240pg/mL (수시)
30~159pg/mL (와위)
39~307pg/mL (입위)

혈장 레닌 활성, 알도스테론 모두 낮은 수치

- 염분 과잉 섭취
- 저레닌성 저알도스테론증
- 11β 또는 17α-하이드록실레이스 결핍증 등

저

무엇을 볼까?

- 레닌은 신장에서 분비되는 단백분해 효소로 레닌 기질에 작용해서 안지오텐신 I을 생성하고 더불어 안지오텐신 I 전환 효소(ACE)에 의해 안지오텐신 II가 생성된다. 안지오텐신 II는 승압 작용과 알도스테론의 분비를 촉진하는 작용을 한다.
- 알도스테론은 부신피질에서 분비되는 전해질 호르몬(미네랄 코르티코이드)으로 주로 신장의 원위세뇨관에 작용해서 나트륨(Na)을 재흡수하고 칼륨(K)을 배출하여 전해질 균형 유지 등의 역할을 담당한다.

어떨 때 검사할까?

- 레닌과 알도스테론은 혈액량, 전해질, 혈압 유지에 중요한 역할을 담당하며, 고혈압, Na·K 대사 이상 진단, 대사 산증·알칼리증을 보일 때 검사한다. 특히 고혈압 환자에게 저칼륨혈증이 동반된 경우는 알도스테론 분비 항진을 의심한다.

주의점

- 자세나 시간대에 따라 쉽게 변화하는 호르몬이므로 30분 이상 침상에 누워 안정을 취한 뒤 채혈한다.

관찰 포인트

- ▶ 소변량, 소변 횟수
- ▶ 구토나 설사 여부, 탈수 증상 유무
- ▶ 혈압강하제 등의 복용

C-펩티드

conneting peptide immunoreactivity

검체 재료 | 혈청, 소변

당뇨병 소견이 있을 때 인슐린 분비 상태를 알기 위해 검사한다.

고

- 인슐린종
- 인슐린 자가면역 증후군
- 쿠싱 증후군
- 말단거대증
- 스테로이드제 투여 등

기준치 : 0.8~2.5ng/mL (혈청)
22.8~155.2μg/일 (축뇨)

- 1형 당뇨병
- 뇌하수체 기능 저하증
- 췌장 질환(췌장염, 췌석증, 췌장암)
- 기아 등

저

무엇을 볼까?

- C-펩티드는 인슐린 생합성 과정의 부산물로 프로인슐린의 분해로 인슐린 분자와 1:1로 분비되어 평행을 이루므로 C-펩티드를 측정하면 인슐린 분비 상태도 알 수 있다.

어떨 때 검사할까?

- 당뇨병을 초래하는 질환의 병력, 증상, 소견이 있을 때 원인이 되는 병태·질환을 상정하여 검사한다.

주의점

- C-펩티드는 식사나 스트레스에 의한 영향이 크다.
- 공복 시 기저 수치는 일정하다고 보지만, 식후 2시간 경과했을 때 수치가 더 많이 이용된다.
- 요중 C-펩티드를 측정하는 경우에는 24시간 축뇨로 냉장 보관하여 검사하거나, 축뇨 용기에 미리 전용 보존제를 넣어 검사 시행한다.

관찰 포인트

▶ 당뇨병 증상이 의심되는 경우는 갈증이나 손발 저림, 체중 감소의 여부를 관찰하고, 스테로이드제, 경구피임약 등을 사용하는지 확인한다.

MEMO

인슐린

insulin

검체 재료 | 혈청

혈당치와 함께 측정하여 인슐린 저항성 등의 평가에 유용하게 사용한다.

고

- 인슐린종
- 인슐린 자가면역 증후군
- 비만
- 간 질환(간경변, 지방간)
- 말단거대증
- 쿠싱 증후군 등

기준치 : 5~15μU/mL (공복 시)

- 당뇨병
- 기아
- 부신부전
- 췌장 질환(췌장염, 췌석증, 췌장암)
- 뇌하수체 기능 저하증
- 갈색세포종 등

저

무엇을 볼까?

- 인슐린은 췌장의 랑게르한스섬의 β세포에서 분비되는 호르몬으로 지방조직과 간 등에 작용하여 아미노산과 지질, 당 대사에 관여한다.

어떨 때 검사할까?

- 인슐린 분비 이상을 초래하는 질환의 병력, 증상, 소견이 있을 때 원인이 되는 병태·질환을 상정하여 검사한다. 특히 당 수치와 함께 측정해 인슐린 저항성 등의 평가에도 유용하게 쓰인다.
- 인슐린 저항성의 지표로 'HOMA-R[1]=공복 시 인슐린 수치 × 공복 시 혈당치 / 405'가 있다. 정상인에게서는 1.6 미만이고, 2.5 이상이면 인슐린 저항성이 있다고 판단된다.

주의점

- 인슐린은 식사나 스트레스의 영향을 많이 받는다. 공복 시의 기저치는 일정하므로 아침 공복 시 측정이 바람직하다.
- 채혈 시에는 식사 시각과 채혈 시각, 인슐린 제제 사용력, 항인슐린 항체 유무를 확인한다.

관찰 포인트 (인슐린종의 경우)

▶ 공복감, 하품, 오심, 권태감 등 저혈당 증상을 관찰한다.

MEMO

1 HOMA-R : homeostasis model assessment ratio

BNP(뇌나트륨이뇨펩티드)

BNP (brain natriuretic peptide)

검체 재료 | 혈장

심부전이 의심될 때나 심부전 환자의 예후 추정에도 이용된다.

고
- 급성 심근경색
- 급성·만성 심부전
- 만성 신부전
- 본태성 고혈압 등

기준치 : 18.4pg/mL 이하

저
- 임상적 의의는 적다.

무엇을 볼까?

- BNP(뇌나트륨이뇨펩티드)는 주로 심장의 심실에서 분비되는 이뇨 호르몬으로, 혈관 확장 작용과 나트륨 이뇨 작용이 있다.
- 심실근의 신전 및 부하로 인해 과잉 분비되고 심부전에서는 좌심실 확장말기압의 상승에 의해 심실근이 확장되므로 BNP의 합성·분비가 항진된다.

어떨 때 검사할까?

- 심부전 진단에 이용되고 심부전이 의심될 때 측정한다.

- 심부전 환자의 예후 추정에도 이용된다.
- 경과를 측정하여 치료 효과 판정, 치료 지표로도 이용할 수 있다.

주의점

- 채취한 혈장은 측정까지 동결 보존해야 한다.

관찰 포인트 (만성 심부전의 경우)

- ▶ 빈맥, 심계항진, 부정맥
- ▶ 호흡 곤란, 기침
- ▶ 전신 권태감, 식욕 부진, 부종 유무 등

케어 포인트

- ▶ 안정을 유지하고 지시받은 대로 적절한 운동을 하도록 지도한다.
- ▶ 핍뇨기·이뇨기의 수분 균형, 체중, 소변량을 측정한다.
- ▶ 감염 예방을 지도한다.
- ▶ 처방된 약물을 정확히 복용할 수 있도록 지도한다.
- ▶ 식사 지도(염분 제한)를 실시한다.

MEMO

i-PTH

intact-parathyroid hormone

검체 재료 | 혈장

고칼슘혈증, 저칼슘혈증이 관찰될 때 검사한다.

고
- 원발성 부갑상선 기능 항진증
- 속발성 부갑상선 기능 항진증 (만성 신부전)
- 이소성 PTH 생산종양
- 가성 부갑상선 기능 저하증 등

기준치 : 10~65pg/mL (ECLIA법)

저
- 특발성·수술 후 부갑상선 기능 저하증
- 다른 요인에 의한 고칼슘혈증

무엇을 볼까?

- PTH(부갑상선 호르몬)는 부갑상선에서 분비되는 84개의 아미노산으로 구성된 펩티드 호르몬으로 뼈와 신장에 작용하여 혈중 칼슘(Ca) 수치를 상승시키고 인(P) 수치를 저하시키는 작용을 한다.
- PTH 중 완전분자형은 whole-PTH이고, 가장 널리 이용되는 것은 i-PTH(intact PTH)다.

어떨 때 검사할까?

- 고칼슘혈증, 저칼슘혈증을 확인할 때 검사한다.
- 신부전 환자에서 속발성 부갑상선 기능 항진증 관리를 위해 검사를 시행한다.

주의점

- 검체 채취 후 즉시 분리해야 한다.
- 칼슘을 섭취하면 저하되므로 아침 공복 시 채혈하는 것이 바람직하다.

다른 검사와의 관련

- 혈청Ca, i-PTH를 함께 평가한다.

PTH와 고칼슘혈증

PTH 상승 +고칼슘혈증	PTH 저하 +고칼슘혈증
원발성 갑상선 기능 항진증	악성 종양, 비타민 D 과잉증, 갑상선 기능 항진증, 부신피질 기능 부전, 갈색세포종, 사코이드증

PTH와 저칼슘혈증

PTH 상승 +저칼슘혈증	PTH 저하 +저칼슘혈증
-속발성 부갑상선 기능 항진증 (만성 신부전, 비타민 D 결핍 등) -가성 부갑상선 기능 저하증	-특발성 부갑상선 기능 저하증 -저마그네슘혈증

매독혈청반응(STS)

serological test for syphilis

검체 재료 | 혈청

매독이 의심되는 경우나 고위험환자의 스크리닝, 통상 입원 시 스크리닝을 위해서 시행한다.

양성
- 매독
- 생물학적 거짓 양성 (임신, 결핵, 리케차 감염증, 전신홍반루푸스 등)

기준치 : 음성 (-)

무엇을 볼까?

- 매독은 성행위 감염증의 하나로 매독트레포네마라는 스피로헤타가 원인 미생물이다.
- 매독의 진단에는 비트레포네마 검사=STS 검사(VDRL법[1] 등), 트레포네마 검사=TP항원 검사(TPHA[2]나 FTA-ABS[3])가 있다.
- STS 검사는 TP항원 검사보다 조기에 양성이 되므로 조기 진단에 유효하지만, 거짓 양성도 많으므로 TP항원 검사와 함께 이용한다.

어떨 때 검사할까?

- 매독이 의심되는 경우는 물론 고위험 환자의 스크리닝, 통상 입원 시 스크리닝 등에 이용된다.

- 대표적인 비트레포네마 검사는 VDRL법이며 스크리닝에 이용된다.

다른 검사와의 관련

- STS 검사와 TP항원 검사를 조합해 매독 감염 여부를 판단한다.

STS 검사, TP항원 검사의 결과 판독

STS	TP	결과 해석
음성 (-)	음성 (-)	매독은 아니라고 판단되지만, 간혹 감염 초기인 경우가 있으므로 임상적 의심이 강하게 들 때는 간격을 두고 재검사를 검토할 필요가 있다.
양성 (+)	음성 (-)	생물학적 거짓 양성으로 판단되지만, 감염 초기인 경우도 있으므로 임상적 의심이 강하게 들 때는 간격을 두고 재검사를 검토할 필요가 있다.
양성 (+)	양성 (+)	매독 감염으로 판단된다. 또는 매독 치료 후 STS가 음성화하기까지의 기간으로 판단된다.(STS 음성화까지 몇 개월이 걸린다.)
음성 (-)	양성 (+)	매독 치료 후 항체 보유자로 판단된다. 간혹 TP항원 검사 거짓 양성인 경우도 있다.

주의점

- 매독 발진 등 환자의 피부에도 감염력이 있을 수 있으므로 검체를 다룰 때뿐만 아니라 환자와 접촉할 때도 항상 주의를 기울여야 한다.

1 VDRL : venereal disease research laboratory
2 TPHA : *Treponema Pallidum* hemagglutination
3 FTA-ABS : fluorescent treponemal antibody absorption

A형 간염 바이러스 검사

hepatitis A virus

검체 재료 | 혈청

A형 간염 바이러스의 감염 여부를 조사한다.

양성

● A형 간염

HA 항체	IgM-HA 항체	판정
양성 (+)	양성 (+)	현재 A형 간염 바이러스(HAV)에 감염된 상태다.
양성 (+)	음성 (-)	과거에 HAV에 감염된 적이 있으며 현재는 면역을 획득한 상태다.

기준치 : 음성 (-)

무엇을 볼까?

- A형 간염 바이러스(HAV)의 감염 여부를 조사하는 검사다.
- HAV 표지자로는 주로 HA 항체와 IgM-HA 항체 두 종류가 있다.

어떨 때 검사할까?

- A형 간염은 전염성이 강해서 식수, 생굴 등을 통해 경구 감염되어 집단 발생하는 경우가 있다.

- 동남아시아 등지에서 여행한 후에 간 장애가 나타날 때도 시행한다.
- IgM-HA 항체는 감염 후 1~2주가 지나면 양성이 되어 급성기 감염을 시사한다.

관찰 포인트

- 발열
- 복통, 설사, 오심·구토 등의 유무
- 전신 권태감 유무
- 황달 유무
- 회백색변 유무

케어 포인트

배설물 관찰

- 황달이 나타나기 수일 전부터 갈색뇨~흑색뇨, 회백색변 유무를 확인한다.

식사 관리

- 저단백 식사를 한다.

감염 예방

- 간염 발병 후 1주일 동안은 대변에 HAV가 다량 배출되므로 대변을 처리할 때는 접촉 감염 예방 대책을 준수한다. 경구 감염되므로 의료 종사자와 면회자는 특히 식사 전에 손을 깨끗이 씻는다.

보건 지도

- 한 번 감염되면 면역이 생겨 다시는 걸리지 않는다.

B형 간염 바이러스 검사

hepatitis B virus

검체 재료 | 혈청

혈액 감염도 일으키므로 검체를 다룰 때는 접촉 감염 예방 대책을 철저히 준수해야 한다.

양성

HBs 항원	현재 B형 간염 바이러스(HBV)에 감염된 상태다.
HBs 항체	과거 HBV에 감염된 적이 있거나 백신 접종을 했음을 의미한다.
HBe 항원	혈중 HBV 수치가 높아 감염력이 강함을 의미한다.
HBe 항체	혈중 HBV 수치가 낮아 감염력이 약함을 의미한다.
HBV-DNA	혈중 HBV 양과 HBV 증식의 지표가 된다.

기준치 HBs 항원 : 음성 (-)
HBs 항체 : 음성 (-)
HBe 항원 : 음성 (-)
HBe 항체 : 음성 (-)
HBV-DNA : 30cpm 미만 (RA법)

무엇을 볼까?

- B형 간염 바이러스(HBV)의 감염 여부를 조사하는 검사다.
- 검사는 크게 HBs 항원, HBs 항체, HBe 항원, HBe 항체, HBV-DNA 다섯 종류가 있다.

① **HBs 항원** : HBV의 표면 항원으로 양성이면 현재 HBV 감염이 있음을 시사한다. HBV 보균자나 급성 간염 초기에 거짓 음성이 나오기도 한다.

② **HBs 항체** : HBs 항원에 대한 항체. 백신 접종 후 또는 HBV 감염 후 어느 정도 지나고 나서 양성을 나타낸다.

③ **HBe 항원** : HBV의 증식과 함께 가용성 HBe항원이 혈액 속에 분비되므로 HBe 항원 검사가 양성일 때는 HBV가 혈중에 존재할 가능성이 높고 감염력도 강하다.

④ **HBe 항체** : HBe 항원이 소실되는 시기에 양성화된다. 양성화된 환자는 예후가 좋다.

⑤ **HBV-DNA** : 진단에 사용되는 것이 아니라 치료 적응이나 치료 내용을 결정할 대 쓰인다. PCR법이 사용된다.

주의점

- HBV 감염은 혈액 감염도 일으키기 때문에 검체를 다룰 때는 접촉 감염 예방책을 준수한다.

관찰 포인트

HBs 항원 양성

- ▶ 기침, 재채기, 콧물, 발열 등의 감기 증상이 나타난다.
- ▶ 식욕 부진, 권태감, 오심·구토, 황달 등이 나타난다.

HBs 항원 음성

- ▶ B형 간염 바이러스 보균자, 급성 B형 간염 초기에는 거짓 음성 반응을 생각해볼 수 있다.

HBe 항원·항체 검사

- ▶ HBs 항원 양성인 경우 시행한다.

C형 간염 바이러스 검사

hepatitis C virus

검체 재료 | 혈청

입원 시, 수술 전 등의 스크리닝 검사, 간염·간경변의 감별 등에도 이용된다.

양성

HCV 항체 정성
- HCV 감염
- 과거 HCV 감염

HCV-RNA 정성
- HCV 감염

HCV-RNA 정량 (PCR법)
- 100 K copies/mL 미만 : IFN(interferon) 치료 효과 큼
- 100 K copies/mL 이상 : IFN 치료 효과 적음

HCV 군별 (grouping)
- Ⅰ형(1a), Ⅱ형(1b) : IFN 치료 효과 적음
- Ⅲ형(2a), Ⅳ형(2b) : IFN 치료 효과 큼

기준치 **HCV 항체 정성 : 음성 (-)**
HCV-RNA 정성 : 음성 (-)
HCV-RNA 정량 : 검출 안 됨
HCV 바이러스형 : 아무 형도 검출 안 됨

무엇을 볼까?

- C형 간염 바이러스(HCV) 감염 여부를 조사하는 검사다.

어떨 때 검사할까?

- 입원 시, 수술 전 등의 스크리닝 검사에 이용한다. 간염·간경변의 감별에도 사용된다.

주의점

- 혈액으로 감염될 가능성이 있으므로 검체를 다룰 때는 주의한다.

관찰 포인트

HCV 항체 양성, 즉 C형 간염 바이러스 보균자, 과거 C형 바이러스에 감염되어 치료받은 사람에 대해서는 다음 사항을 관찰한다.

- ▶ 일반적으로 급성 C형 간염은 A형 혹은 B형 급성 간염에 비해 증상이 가벼워 대부분 자각 증상이 없다. 만성 간염의 경우에도 대부분의 사람은 자각 증상을 느끼지 못한다.
- ▶ 지속적인 전신 권태감, 식욕 부진, 오심·구토, 황달 등의 증상이 나타나는 경우가 있다.
- ▶ 간 비대가 관찰된다.

MEMO

HIV 검사

HIV (human immunodeficiency virus)

검체 재료 | 혈청

HIV 감염이 의심되는 단계에서 시행하는 검사로 제4세대 스크리닝 키트 사용 덕분에 2~3주면 양성·음성 판정이 가능하다.

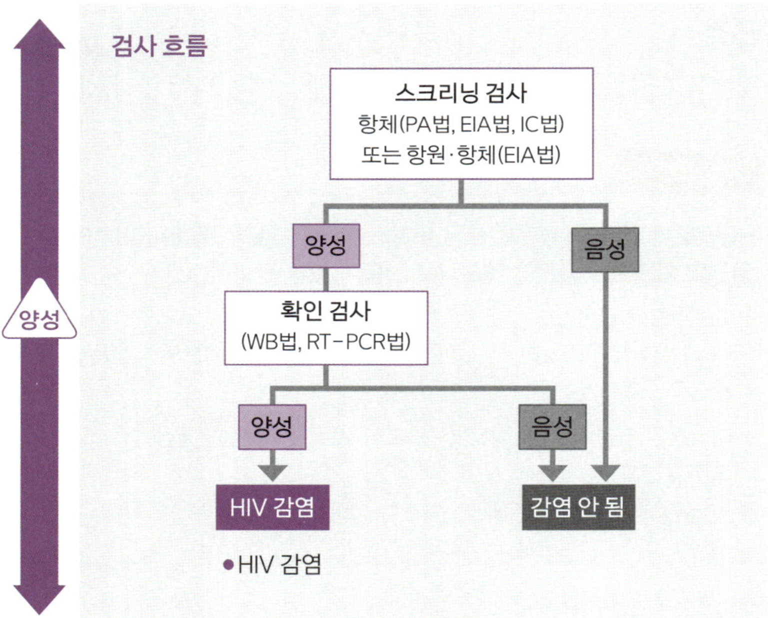

기준치 **스크리닝 검사 : 음성 (-)**
확인 검사 : 음성 (-)

무엇을 볼까?

- HIV 감염 여부를 조사하는 검사로 HIV 감염이 의심되는 단계에서 검사를 시행한다.
- HIV 감염증은 항체+항원에 의한 제4세대 스크리닝 키트를 사용해 2~3주 사이에 양성·음성이 판명된다. 스크리닝 검사에서는 거짓 양성 가능성을 포함하므로 확인 검사로 웨스턴 블롯(WB[1])법이나 RT-PCR[2]법이 사용된다. WB법을 써도 급성 감염기에는 음성으로 나올 수 있어서 RT-PCR법에 의한 HIV-RNA 정량이 필요하다.

주의점

- 주삿바늘 사고에 주의하고 표준예방책을 준수한다.

관찰 포인트

▶ 스크리닝 검사(1차 검사)가 양성인 경우라도 거짓 양성이 있을 수 있으므로 주의한다.

거짓 양성이라고 판정할 수 있는 병태	임신, 다산 여성, 혈액종양, 교원병, 원발성 담즙성 간경변, 원발성 경화성 담관염, 알코올성 간염, 헤르페스 바이러스 등의 DNA 바이러스 감염증 등

▶ HIV에 감염되면 2주~2개월 후에 급성 감염 증상(발열, 인두통, 발진, 설사 등 감기와 비슷한 증상)이 나타날 수 있는데, 2~3주가 지나면 사라진다. 간·비장 비대를 동반하는 경우가 있으며 전염 단핵구증과 증상이 비슷하다.

1 WB : western blot
2 RT-PCR : realtime-PCR

HTLV 검사

HTLV (human T-cell leukemia virus)

검체 재료 | 혈청

HTLV 감염이 의심될 때 검사한다. 특히 임신 시에 검사하는 경우가 많다.

검사 흐름

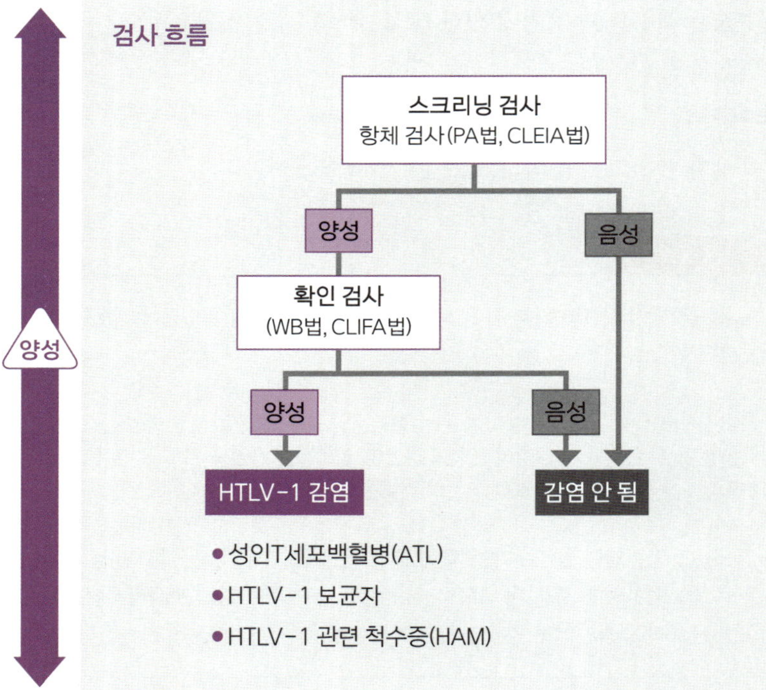

기준치 **스크리닝 검사 : 음성 (-)**
확인 검사 : 음성 (-)

무엇을 볼까?

- HTLV 검사는 성인T세포백혈병(ATL[1])의 원인이 되는 바이러스인 HTLV-1의 감염 여부를 확인하는 검사다.
- HTLV-1은 일본에서는 규슈, 시코쿠에 많은 것으로 알려져 있다. HTLV-1 감염과 함께 발병하는 질환으로는 주로 성인T세포백혈병, HTLV-1 관련척수증(HAM[2]), 포도막염, 세 가지가 있다.
- HTLV-1 보균자 진단에서는 스크리닝 검사와 확인 검사 2단계가 사용된다. 스크리닝 검사에는 PA법과 CLEIA법, 확인 검사에는 웨스턴 블롯(WB)법이 있다.

어떨 때 검사할까?

- HTLV 감염이 의심될 때 검사하는데, 임신 시에 검사하는 경우가 많다.

관찰 포인트

- ▶ 성인T세포백혈병(특히 40세 이상에서 지속적인 통증을 수반하지 않는 림프절[경부, 겨드랑이 밑, 발목 관절 등]의 비대, 간·비장 비대, 난치성 다발성 피부 병변 또는 피하 종괴 등)
- ▶ HAM(보행 장애, 배뇨·배변 장애, 하지 탈력감 등)
- ▶ 포도막염(안구 내 포도막의 염증)
- ▶ 기타(관절염, 기관지염)

1 ATL : adult T-cell leukemia
2 HAM : HTLV-1 associated myelopathy

ASO(항연쇄상구균 용혈소 O: ASLO)

ASO, ASLO (anti-streptolysin O)

검체 재료 | 혈청

용혈성 연쇄구균 감염증을 보는 검사로 헤노흐쇤라인 자색반, 류마티스열, 급성 인두염, 급성 사구체 신염, 편도염, 성홍열 등이 의심될 때 검사를 시행한다.

고

- 급성 사구체 신염
- 류마티스열
- 성홍열
- 급성 인두염
- 급성 편도염
- 헤노흐쇤라인 자색반 등

기준치 **성인 : 166 Todd U 이하**
소아 : 250 Todd U 이하

무엇을 볼까?

- ASO(항연쇄상구균 용혈소 O: ASLO)는 β-용혈성 연쇄구균 감염증을 보는 검사다.
- 용혈성 연쇄구균 감염의 경우에는 균체 성분(다당체)은 물론, 균체 외 생산물에 대해서도 여러 가지 항체가 생산되며 그중 일반적으로 측정되는 검사가 ASO다.

어떨 때 검사할까?

- 헤노흐쇤라인 자색반(Henoch-Schönlein purpura, HSP), 류마티스열, 급성 인두염, 급성 사구체 신염, 편도염, 성홍열 등이 의심될 때 검사한다.

관찰 포인트

A군 β-용혈성 연쇄구균 감염이 일으키는 질환

- ▶ 급성 상기도염, 인두염, 편도염 등이 가장 많다.
- ▶ 2~4일의 잠복기를 거쳐 38~40℃의 발열, 인후통, 구토, 두통, 전신 권태감, 식욕 부진 등이 나타난다.
- ▶ 발병 후 12~24시간 이내에 발적 독소로 인해 전신에 발적이 보인다. 설유두의 발적(딸기혀), 입 주위가 창백해지고 뺨과 턱이 붉어진다.
- ▶ 독소로 인한 특유의 발진, 성홍열, 농가진 등의 화농성 피부 질환.

케어 포인트

증상 관찰

- ▶ 신속한 검사로 질환을 특정하여 급성 사구체 신염이나 류마티스열 등의 합병증을 예방한다.
- ▶ 3세 미만의 소아가 발열을 동반한 발진이나 딸기혀를 보이는 경우, 가와사키병(MCLS[1])의 감별을 요한다.

안정

감염 예방

- ▶ 인두염 등의 경우에는 비말 감염 예방, 피부 감염증(전염성 농가진 등)의 경우에는 접촉 감염 예방에 유의한다.
- ▶ 유효한 항생제를 복용하면 빠르게 해열하여 24시간 정도 후에는 감염력이 거의 사라진다.

1 MCLS : mucocutaneous lymph node syndrome

종양표지자

- 종양표지자란 '암에서 유래하는 물질'로 종양세포가 생산하는 단백질을 가리킨다. 자세히는 태아성 단백, 암 관련 항원, 당쇄항원, 동종효소, 호르몬, 유전자나 자가 항체 등이 포함된다. 검사의 주요 목적은 다음과 같다.

① 종양이 의심되는 병변이 확인된 경우에 종양의 유무를 진단하기 위해 이용한다.
② 종양인 경우 감별 진단(조직형 특정)에 이용한다.
③ 치료 중인 종양의 활동성, 병세의 평가와 치료 효과의 확인에 이용한다.
④ 예후 예측에 이용한다.

관찰 포인트

소견 관찰과 종합적인 판단

- 1개의 종양표지자뿐만 아니라 장기별로 강하게 반응하는 항목을 종합해서 이용하는 경우가 많다.
- 검사 결과 높은 수치뿐만 아니라 그 변화에도 주목한다. 특히 치료 전후의 변화는 치료 효과의 판정에 유효하다. 생검 등의 검사 결과도 확인한다.
- 종양표지자 이외의 혈액 검사, CT, 초음파 검사, MRI, 내시경이나 조영 검사, 생검 등의 검사 결과도 확인한다.

▶ 악성 종양의 치료·효과 판정과 예후 예측은 검사 수치의 변화, 그 밖의 검사 결과와 함께 신체 소견도 아울러서 판단한다.

악성 종양에 따른 환자의 증상, 의견 관찰

케어 포인트

적절한 검체 채취

▶ 기본적으로 혈액 검체 채취에 준하나, 특히 다음의 종양표지자는 검체 채취·취급에 주의한다.

① SCC : 피부 표면이나 타액에 다량 존재하므로 천자에 의한 조직 혼입에 주의한다.

② PSA : 전립선 촉진이나 생검, 그 밖의 검사 등 외부 자극에 의해 일과성으로 상승하는 경우에 대비하여 미리 채혈해 둔다.

③ NSE : 전혈 그대로 검체 보관하거나, 용혈 검체에서 높은 수치를 보이므로 신속하게 제출한다.

측정 목적과 특성의 이해

▶ 종양표지자 측정의 주요 목적은 무엇인가? (종양의 진단, 감별 진단, 치료 효과의 판정, 재발·전이 등을 포함한 예후의 판정 등이 있다.)

▶ 악성 종양에서만 이상 수치를 보인다고는 할 수 없다. (양성 질환이나 급성기에도 수치가 높아지는 경우가 있다.)

▶ 각 종양표지자의 특징과 대상이 되는 주요 질환을 이해한다.

검사 결과에 따른 정신적 지지

▶ 종양표지자 측정의 목적과 그 결과에 대하여 환자가 의사에게서 들은 설명을 어떻게 이해하고 있는지 파악한다.

▶ 환자가 수치에 집착하지 않도록 도와준다.

▶ 건강보험에 따라 검사 빈도 제한 등이 다르므로 치료나 검사 스케줄을 이해하고 필요 시 보충 설명한다.

악성 종양에 수반되는 고통 경감, 완화를 위한 케어

AFP(간암)

AFP α-fetoprotein

검체·용기 | 혈청 0.4mL 원심관 동결

검체 방법 | CLEIA법

기준치 : 10.0ng/mL 이하

높은 수치	원발성 간암, 전이성 간암, 간경변, 선천성 담도폐쇄증, 태아성암, 담관·위·폐·식도암, 위궤양, 임신, 비전이성 악성 종양, 난소낭종, 고환·난소종양
낮은 수치	간염·간경변 등의 간 장애 회복기, 정상 임신 32주 이후(6주째부터 상승, 32주째에 정점이 되고 분만 후 2주째에 정상으로 돌아온다.), 체내 사망 태아를 가진 임부

특징과 목적

- AFP(α-페토프로테인)란 태아의 간 및 난황낭에서 생산되는 태아 혈청 내 단백질이다. 출생 후에는 소실되어 성인에서는 극히 미량만 검출된다.
- 주로 간세포암에서 상승하고 각종 간 표지자 이상과 함께 스크리닝, 진단 보조, 만성 간 질환으로부터의 종양 발생 추측, 간세포 암 치료 효과 판정이나 재발 추측 등의 목적으로 사용한다.

CEA(소화기암)

CEA carcinoembryonic antigen

검체·용기 | 혈청 0.4mL 원심관 동결

검체 방법 | CLEIA법

기준치 : 5.0ng/mL 이하

높은 수치	악성 종양(대장암, 육종, 유방암, 폐암, 위암, 췌장암, 담관암, 갑상선 수질암), 궤양성 대장염, 대장 폴립, 대장염, 간염, 간경변, 췌장염, 폐쇄성 황달, 신부전(투석으로 상승), 유선증, 폐렴, 기관지염, 폐기종(흡연자), 부인과 질환, 당뇨병 등

특징과 목적

- CEA(암태아성 항원)란 태아의 소화기 세포에만 존재하는 단백질을 말한다. 이 종양표지자는 소화기암 외에 유방암, 폐암, 방광암, 전립선암, 난소암에서도 상승한다고 알려져 있으며, 장기 특이성은 낮지만 임상 현장에서 널리 사용되고 있다.
- 진행성 위암에서는 30~40% 정도밖에 상승하지 않고, 점막 내에 국한되는 대장암 등에서는 대개 음성 결과가 나온다. 반대로 건강한 성인의 약 3%에서는 기준치를 초과하는 경우도 있으며, 특히 고령자나 흡연자에게서도 상승하는 경우가 있으므로 주의해야 할 점이 많다. 따라서 다른 종양표지자와 함께 검토해 스크리닝, 진단 보조, 치료 효과 판정, 재발 예측을 목적으로 이용한다.

CA19-9(소화기암 특히 췌장암)

CA19-9 (carbohydrate antigen 19-9)

검체·용기	혈청 0.4mL 원심관 동결
검체 방법	CLEIA법

기준치 : 37.0U/mL 이하

높은 수치	-악성 종양(소화기암, 특히 췌장암, 담도암) -양성 종양(간경변, 원발성 담즙성 간경변, 담관염, 담석증, 만성 간염, 폐쇄성 황달, 췌장염, 췌관 폐색, 자궁내막증, 난소낭종, 당뇨병 등)

특징과 목적

- CA19-9(당쇄 항원 19-9)는 대장암 배양주 SW1116을 면역 항원으로 만든 단클론성 항체 NS19-9로 인해 인식되는 당쇄 항원이다.
- 정상에서는 타액선, 담관, 기관지선 등에 존재하고, 소화기암에서도 특히 췌장암, 담낭·담관 암에 특이성이 높은 종양표지자다. 이러한 종양 스크리닝, 진단 보조, 치료 효과 확인, 재발 예측에 이용한다. 그 밖에도 위암, 대장암, 간암, 폐암, 유방암, 난소암에서 상승한다.
- 종양 이외에도 당뇨병, 만성 간염, 담석증, 담낭염, 자궁근종, 양성 난소종양 등에서도 상승한다는 점에 유의한다.

CA125(난소암)

CA125 (carbohydrate antigen 125)

검체·용기 | 혈청 0.4mL 원심관 동결

검체 방법 | C_EIA법

기준치 : 35.0U/mL 이하

높은 수치	난소암(특히 장액성 난소암), 난관암, 자궁내막증, 자궁경부암, 자궁체부암종, 유피낭종, 췌장·위·대장 등 소화기암, 유방암, 폐암, 간경변, 복막염, 급성 췌장염, 임신, 생리

특징과 목적

- CA125(당쇄 항원 125)는 코어단백 관련 항원에 속하며, 성인에서는 난소상피, 자궁내막상피, 자궁경관상피, 흉막, 복막, 심장막 중피세포에 존재한다.
- 측정에는 태아의 신체를 감싸는 상피인 난소상피에서 발생하는 고분자 뮤신당단백을 항원에 반응하는 시약으로 사용한다.
- 주로 난소암이나 자궁암에 특이적 반응을 보이고, 특히 난소암에서는 스크리닝, 진단 보조, 치료 효과 판정, 예후 예측 등에 이용된다.
- 건강한 사람과 양성 질환에서의 양성률이 낮아서 난소암 표지자로 높은 위치를 차지하고 있다.

CYFRA21-1(폐암)

CYFRA21-1 (cytokeratin 19 fragment)

검체·용기 | 혈청 0.8mL 원심관 동결

검체 방법 | CLEIA법

기준치 : 3.5ng/mL 이하

높은 수치	폐편평상피암, 폐선암, 폐소세포암, 식도·위·대장암, 유방암, 난소암 등 부인과 종양

특징과 목적

- 사이토케라틴은 단일 상피세포의 세포골격을 구성하는 케라틴 섬유 단백으로 19종의 아형이 존재한다.
- CYFRA21-1은 폐암에서도 특히 편평상피암에 특이성이 높다. 또한, 양성 질환에 대한 거짓 양성률이 낮고 폐암 특이성이 높다는 특징을 가진다.
- 진단 보조, 치료 효과 판정에 이용되며, 편평상피암에서는 조기 진단에 유용하게 이용된다.
- 검체를 혼합하는 과정에서 수치가 저하될 수 있으므로 주의해야 한다.

SCC(편평상피암)

SCC (squamous cell carcinoma antigen)

검체·용기 | 혈청 0.5mL 원심관 동결

검체 방법 | CLA법

기준치 : 1.5ng/mL 이하

높은 수치	자궁경부편평상피암, 자궁체부암, 외음부·질암, 식도암, 폐편평상피암, 두경부암, 구강·혀·상악암, 자궁근종 등

특징과 목적

- 아포토시스(세포 사멸) 세포접착 등에 관계하는 세르핀단백질이고, 자궁경부암 관련 항체 TA-4의 아형으로 TA-4와 공통 항원성을 갖는 단백질이며 정상편평상피나 편평상피암 종양세포의 세포질에 존재한다. 따라서 자궁경관부나 편평상피암을 진단할 때 이용된다.
- 편평상피가 있는 부위의 양성 질환(상기도염, 기관지염, 결핵, 아토피성 피부염, 신부전이나 투석 환자) 등에서도 높은 수치를 보인다는 점에 유의한다.

PIVKA-II(간암)

PIVKA-II (protein induced by vitamin K absence or antagonist-II)

검체·용기 | 혈청 0.5mL 원심관 동결
혈장 0.5mL EDTA-2Na 혼입 → 원심관 동결

검체 방법 | ECLIA법

기준치 : 40.0mAU/mL 미만

높은 수치	비타민 K 결핍증(길항제 사용 포함), 간세포암, 전이성 간암, 간경변, 알코올성 간 장애, 간염, 폐쇄성 황달, 저영양상태 등

특징과 목적

- 비타민 K 결핍 시 간세포에서 생산되는 이상 프로트롬빈이다. 간암에서도 상승하는 경우가 있어서 질환의 종양표지자로 위치를 차지하고 있다. 특히 간세포 암 출현, 치료 효과 판정 표지자나 재발 진단 보조로 이용된다.
- AFP(α-fetoprotein)와는 상관관계가 없고 원발성 간암 진단 시에는 동시 측정에 의해 진단율이 상승하므로 간경변이나 HBs 항원 양성, HCV 항체 양성의 만성 간염 환자에게 권장된다.

PSA(전립선암)

PSA (prostate-specific antigen)

검체·용기 | 혈청 0.5mL 원심관 동결

검체 방법 | EIA법

기준치 : 2.0~4.0ng/mL

*양성 전립선 질환과의 감별에는 컷오프 수치 3.6ng/mL이 권장된다.

높은 수치	전립선암, 전립선비대증, 전립선염

특징과 목적

- 전립선 조직 속에 존재하는 당단백질이며, 전립선 특이적이다.
- PSA(전립선 특이항원)는 전립선암, 전립선비대증, 전립선염에서 상승하지만, 다른 악성 종양에서는 상승하지 않는 것으로 여겨진다. 전립선의 병태 파악, 치료 효과 판정이나 재발의 조기 발견에 유용하며 기타 검사와 함께 스크리닝 목적으로 사용된다.
- 비슷한 검사로 고감도 PSA 탠덤(전립선산인산효소[PAP[1]], γ-세미노프로테인[γ-Sm[2]] 등에 비해 전립선암 초기에 양성률이 높다), PSA-ACT(전립선암과 전립선비대증 감별에 유용)도 있는데, PAP나 γ-Sm, 유리형 PSA와 병용하면 진단 효율이 상승한다.

1 PAP : prostatic acid phosphatase
2 γ-Sm : γ-seminoprotein

ProGRP(폐소세포암)

ProGRP (progastrin releasing peptide)

검체·용기	혈청 0.4mL 원심관 동결 혈장 0.4mL EDTA-2Na 혼입 원심관 동결
검사 방법	CLEIA법

기준치 : 혈청 46.0pg/mL 미만, 혈장 70pg/mL 미만

높은 수치	폐소세포암, 갑상선 수양암, 폐 카르시노이드종양, 신 질환(신 기능 장애), 영유아·신생아

특징과 목적

- ProGRP(가스트린 방출 펩티드 전구체)는 소화관 호르몬 또는 신경 펩티드인 GRP의 전구체다. 이전의 종양표지자에 비해 비교적 조기에 양성이 나타나므로 신뢰성도 높다.
- NSE(뉴런특이에놀라아제)와 함께 폐소세포암의 보조 진단, 치료 효과 판정, 예후 예측 등에 이용된다. 폐소세포암은 발견 시 이미 전신에 전이된 상태이므로 예후가 매우 안 좋은 질환이다. 조기 발견이 중요하므로 폐소세포암이 의심되는 경우에 빈번하게 이용된다.

NSE(폐소세포암)

NSE (neuron-specific enolase)

검체·용기 | 혈청 0.2mL 원심관 동결

검사 방법 | RIA 고상법

기준치 : 10.0ng/mL 이하

높은 수치	폐소세포암, 신경모세포종, 갈색세포종, 폐 비소세포암(대세포암, 선암, 편평상피암), 식도암, 전립선암, 갑상선 수질암 등

특징과 목적

- NSE(뉴런특이에놀라아제)는 신경세포에 특이성이 높아 각 장기에 존재하는 신경세포 말단에서 관찰된다.
- NSC라는 신경내분비암종에서도 양성으로 나타난다.
- 폐소세포암(SCLC[1])은 대세포성 신경내분비암종(LCNEC[2])과 함께 고분화형 신경내분비암종으로 분류되어 있어서, NSE 종양표지자의 유용성이 시사된다. 따라서 폐소세포암, 신경모세포종, 신경내분비 종양(흑색종, 갈색세포종 등)이 진단에 이용된다. 그 외 치료 효과 판정, 재발 예측에도 사용된다.
- 용혈되면 적혈구에서 NSE가 일탈하여 상승하기 때문에 주의가 필요하다.

1 SCLC : small cell lung cancer

2 LCNEC : lange cell neuroendocrine carcinoma

혈액형 검사

blood group test

검체 재료 | 혈액

'혈구형 검사'와 '혈청형 검사'를 함께 시행해서 그 결과가 일치하면 혈액형을 판정한다.

ABO식 판정

혈액형	혈구형 검사		혈청형 검사	
	항A혈청	항B혈청	A혈구	B혈구
A형	+	−	−	+
B형	−	+	+	−
O형	−	−	+	+
AB형	+	+	−	−

* [+] : 응집 있음, [-] : 응집 없음

Rh식 판정

Rh+ (D항원 양성)	D항원 있음
Rh− (D항원 음성)	D항원 없음

무엇을 볼까?

- 적혈구 상에 A항원 또는 B항원의 유무를 조사하는 '혈구성 검사'와 혈청 속에 항A 항체 또는 항B 항체가 있는지 조사하는 '혈청형 검사'

두 가지를 시행해서 그 결과 일치하면 혈액형을 판정한다.

- Rh식은 Rh-Hr식 혈액형 판정에 사용되는 다섯 종류의 항체 중 D항원의 유무를 조사하는 검사다.

케어 포인트

혈액형 부적합에 따른 용혈성 수혈 부작용은 수혈 개시 후 몇 분에서 24시간 이내에 나타나는 경우가 많고, 심각한 상태를 초래하기 쉬우므로 섬세한 주의가 필요하다.

채혈 시 검체가 바뀌지 않도록 철저히 주의하고 다음 사항에 주의한다.

▶ 각 환자마다 라벨과 튜브를 지참한다.

▶ 검체가 바뀌는 일이 없도록 검체 라벨, 네임밴드, 환자 성명, ID 번호 등으로 환자 확인을 확실하게 한 뒤 채혈한다.

▶ 채혈이 끝나면 그 자리에서 검체 라벨을 부착하고 신속히 제출한다.

MEMO

교차시험(교차접합시험)

cross match test

검체 재료 | 혈액

수혈 전에 공혈자와 수혈자의 혈액 간 항원항체반응을 검사한다.

양성

- 불규칙성 항체 존재
- 혈액형 착각
- 환자 바뀜
- 검체 라벨 부착 오류

기준치 : 음성 (-)

무엇을 볼까?

- 교차시험은 수혈 전에 공혈자와 수혈자의 혈액 간 항원 항체 반응이 일어나는지를 시험관을 통해 모의 실험하여 용혈성 수혈 부작용을 미리 방지하기 위한 검사다.

어떨 때 검사할까?

- 수혈요법을 시행할 때 검사한다.
- 적혈구 제제 투여 전에 반드시 교차시험을 시행한다. 혈장·혈소판 제제의 경우에는 혈액형을 맞추어야 하지만 교차시험은 필요 없다.

다른 검사와의 관련

- 혈액형 검사용 검체와 다른 시기에 채혈된 것을 사용한다. (교차시험의 혈액도 혈액형을 검사해서 결과가 일치하는지 재확인한다.)

관찰 포인트 (비정형폐렴이 의심되는 경우)

▶ 심각한 부작용은 수혈 초기에 발생하는 경우가 대부분이므로 수혈요법 시작 후 5분 동안은 침상을 떠나지 말고 관찰한다. 그 후 적어도 15분은 상황을 지켜본다.

▶ 부작용 증상이 나타났을 때는 다음의 내용과 발생 시간을 관찰한다.

① 발열 (38℃ 이상, 수혈 전보다 1℃ 이상 상승)	발진, 두드러기
② 혈압 저하 (30mmHg 이상 저하)	오한·떨림
③ 호흡 곤란 (청색증, 천식, 호흡 상태 악화)	혈압 상승
④ 의식 장애	열감, 홍조
⑤ 적갈색뇨 (혈색소뇨)	오심·구토
⑥ 심계항진, 빈맥 (성인 : 100/분 이상), 소양감	흉통, 복통, 등·허리 부위 통증
⑦ 혈관통, 발적, 안면 홍조	두통, 두중감

* ①~⑤는 중증 부작용 가능성이 높음

케어 포인트

▶ 수술이나 처치 등으로 수혈이 예측되는 경우 수혈 전 3일 이내에 교차시험을 시행한다.

▶ 안전하게 수혈하기 위해 순서를 준수한다.

▶ 수혈에 대한 사전 동의를 확인한다.

▶ 채혈 시 환자 확인을 철저히 한다.

▶ 수혈요법 시행 시 환자 확인을 철저히 한다.

Part V

세균·미생물 검사

혈액 배양 검사

도말 검사

세균 배양·동정 검사

약제(항생제) 감수성 검사

소변 세균 검사

대변 세균 검사

객담 세균 검사

농·천자액 세균 검사

결핵·항생제

MRSA / 병원성 대장균(O157 등)

혈액 배양 검사

blood culture

검체 재료 | 혈액

혈중 병원체를 증식시켜 병원체의 유무를 확인하거나 중증도의 지표를 얻기 위해 실시한다.

무엇을 볼까?

- 혈액 배양이란 혈중 병원체를 증식시켜 현미경으로 관찰해서 병원체의 유무를 확인하거나 중증도의 지표를 얻기 위한 검사다.

어떨 때 검사할까?

- 치명적인 감염증이나 균혈증의 유무를 확인하고, 패혈증의 원인균을 동정하기 위해 실시하는 검사다.
- 원인 불명열의 원인을 특정하기 위해 실시하기도 한다.
- 혈액 배양을 시행해야 하는 구체적인 상황은 다음과 같다.
  발열(38℃ 이상으로 한정하지 않는다), 저체온, 오한·떨림, 원인 불명의 의식 장애, 원인 불명의 혈압 저하, 대사성 산증, 백혈구 수치 이상 상승·저하, 마비 등 뇌혈관 장애 출현.
- 이미 항생제가 사용된 경우는 가능하면 일단 투여를 중지하고 2~3일 후에 채혈한다. 약물의 혈중 농도가 가장 낮은 때, 즉 다음 항생제 투여 직전에 채혈한다.

주의점

- 혈액 배양 민감도를 높이고 피부 상재균 오염 여부를 식별하기 위해

호기성 1병과 혐기성 1병을 1세트로 하고, 각 부위에서 1세트씩 채혈한다. 동맥혈과 정맥혈의 검출률은 차이가 없으므로 2세트 모두 정맥혈이어도 상관없다.

- 피부 상재균과 환경오염균이 섞이지 않도록 천자 부위를 알코올 솜 등으로 깨끗이 닦은 다음, 포비돈요오드 등으로 천자 부위를 다시 한 번 소독한다.
- 채혈할 때는 멸균 장갑을 착용하고 청결하게 시행한다.
- 검체는 곧바로 검사실에 제출한다.

관찰 포인트

- ▶ 중증패혈증에 주의한다. 발열, 활력 징후, 동통의 유무와 부위 등을 충분히 관찰한다.
- ▶ 혈관 내 카테터, 요도 카테터가 삽입된 경우는 카테터에 의한 혈류 감염을 관찰한다.

혈관 내 유치 카테터	삽입부의 발적, 압통, 농
요도 유치 카테터	요혼탁, 부유물, 악취, 삽입 기간

MEMO

도말 검사

direct smear examination

검체 재료 | 객담, 소변 등

객담, 소변, 천자액, 농, 골수 등의 검체를 현미경으로 관찰해 원인균을 확인한다.

무엇을 볼까?

- 도말 검사란 객담, 소변, 천자액, 농, 골수 등의 검체를 슬라이드글라스에 발라서 현미경으로 원인균을 확인하는 검사다.

어떨 때 검사할까?

- 현미경을 통한 도말 표본 관찰은 가장 신속하게 원인 미생물을 추정·확인할 수 있는 검사 중 하나로, 세균 또는 진균 감염의 치료 방침을 결정하는 데 필수 검사다.
- 체내 염증의 유무를 알고 싶은 경우에도 시행한다.
- 검체가 배양 검체로 적합한지 판정하고 싶을 때, 배양 검사 전에 실시한다.

다른 검사와의 관련

- 배양 검사는 원인 미생물의 균명을 동정하고, 약제 감수성 검사를 할 수 있는 이점이 있지만, 결과가 판명되기까지 시간이 걸린다는 점, 혐기성균 등 배양하기 어려운 세균이 있다는 점, 상재균도 배양되어 원인 미생물을 판단하기가 어려울 수 있다는 점이 단점이다. 도말 검사는 이러한 배양 검사의 단점을 보완한다.

케어 포인트

양성	**그람 염색** - 그람 양성구균, 그람 양성간균, 그람 음성구균, 그람 음성간균이 확인되면 배양과 약제 감수성 검사의 결과가 나올 때까지 장기로의 이행성 등도 고려해 필요하면 즉시 항생제 치료를 시작한다.
	항산균 염색 - PCR법이나 배양 등에서 결핵균이 항산균인지 명확해질 때까지는 결핵 의심 환자로 대응한다.
음성	**그람 염색** - 적합한 검체를 채취하지 못한 경우에는 다시 제출한다. - 같은 검체로 배양하는 경우가 있으므로 충분한 양을 채취한다. (특히 분변 검체는 5mL 이상의 검체를 제출한다.)
	항산균 염색 - 결핵이 의심되는 경우 3일 연속으로 객담 도말 검사를 시행한다. 3회 모두 음성이면 감염성이 낮다고 판단할 수 있다.

MEMO

세균 배양·동정 검사

bacterial culture / identification

검체 재료 | 객담, 소변 등

감염증의 원인 미생물을 특정하는 경우에 시행한다.

무엇을 볼까

- 세균 배양·동정 검사는 세균을 배양하고 증식하여 균의 성상으로부터 감염증의 원인균을 명확히 밝혀내는 것을 목적으로 시행하는 검사로, 감염증의 원인 미생물을 특정하는 경우에 시행한다.
- 도말로 관찰하기 어려운 미생물을 검출하는 경우에 실시한다.
- 생체 세포 내 감염되는 성질이 있어서 도말 표본으로 관찰하기 어려운 미생물도 각 미생물에 적합한 배지와 배양 방법을 이용하면 검출할 수 있다.

주의점

- 미생물학적 검사의 검체는 항생제 투여 전에 채취하는 것을 기본으로 한다. 항생제 투여 후에 채취하면 원인 미생물이 사멸하여 실제 원인균을 검출하기 어렵다.
- 항생제가 투여된 경우는 혈중 농도가 가장 낮은, 다음 투여 직전에 채취하는 것이 바람직하다.
- 상재균이나 환경 속 미생물이 검체에 혼입되면 진짜 원인 미생물 검출을 방해하기 때문에 채취 시에는 오염에 주의하고 미생물 검출률을 높이기 위해 충분한 양을 채취한다.
- 검체는 종류별로 채취 용기의 온도, 보존 온도가 정해져 있다.

약제(항생제) 감수성 검사

drug susceptibility test

검체 재료 | 객담, 혈액 등

다양한 항생제에 대하여 그 원인균이 내성인지 감수성인지 판단하고자 시행한다.

무엇을 볼까?

- 약제(항생제) 감수성 검사는 감염증의 원인균에 대하여 유효한 항생제를 선택하기 위한 검사다. 도말 검사, 세균 배양·동정 검사에 이어서 행해지며 다양한 항생제에 대하여 그 원인균이 내성인지 감수성인지를 판정한다.

어떨 때 검사할까?

- 감염증에 대한 항생제 치료에는 약제 감수성 검사가 필수다. 내성 항생제를 사용한 경우 치료 효과를 얻을 수 없을 가능성이 있다. 감염증의 원인균에 유효한 항생제를 알고 결과에 따라 다시 선택한다.

관찰 포인트

- ▶ 감수성 검사 결과, 투여한 항생제가 부적절하다고 판명되면 즉시 변경한다.
- ▶ 약제 감수성 검사의 결과는 간호사도 파악하여 항생제 변경이 없는지 확인한다.
- ▶ 항생제 치료를 효과적으로 하기 위해 수차례 투여가 필요한 경우에는 일정한 시간 간격을 두고 투여한다. 항생제 투여를 잊거나 시간을 착각하는 일이 없도록 주의한다.

소변 세균 검사

검체 재료 | 소변

요로감염증 등에서 원인균을 판정하고자 하는 경우에 시행한다.

무엇을 볼까?

- 도말 배양 등으로 인해 원인균을 판정하고자 하는 경우에 시행하는 검사다.

어떨 때 검사할까?

- 방광염 등의 요로감염증에서는 소변 세균 검사가 치료 방침 결정에 유용하다.

도말 검사	1,000배 시야 중 1시야 내 1개 이상 세균이 확인되면 유의미한 균량이 존재한다고 판정한다.
배양 검사	일반적으로 10^5/mL 이상의 균량을 양성으로 보는데, 여성은 10^2/mL 이상을 유의미하다고 하는 경우도 있다.

주의점

- 멸균 컵에 채취한다.
- 소변 속에 피부나 점막의 부착균이 혼입되지 않도록 한다. 그러기 위해서는 검체 채취 전에 요도구 주변을 세척하거나 닦은 다음 포피나 점막면은 손가락 등으로 벌려서 소변이 닿지 않게 채취할 필요가 있다.

- 검체는 즉시 검사실로 보내고 실온에서 방치하면 안 된다.
- 요도 카테터 유치 환자의 경우, 주머니에 모인 소변은 사용하지 않는다. 샘플 포트를 알코올 솜 등으로 소독하여 신선한 소변을 채취한다.

관찰 포인트

▶ 38℃ 이상의 발열, 요의절박, 빈뇨, 배뇨 장애, 치골부 압통, 요혼탁, 부유물 유무, 악취 등을 관찰한다.

케어 포인트

요도 유치 카테터 관리

▶ 카테터를 제거하기 어려운 경우에는 요도 유치 카테터 관리를 철저히 한다.

▶ 요도 유치 카테터의 취급은 일회용 장갑, 일회용 비닐 옷 등을 착용하고 전후에는 반드시 알코올 제제로 손을 소독한다.

▶ 집뇨 주머니는 적어도 8시간마다 비운다.

▶ 채뇨 컵은 본인 전용을 사용하고, 돌려쓰지 않아야 한다. 매번 중성세제로 세척하여 건조한다.

음부 세척

▶ 되도록 배뇨할 때마다 세척한다.

▶ 특히 설사를 할 경우에는 배설할 때마다 세척 외에도 요도구 오염을 방지하는 기저귀 착용법 등을 고민한다.

MEMO

대변 세균 검사

검체 재료 | 대변

살모넬라균, 이질균, 병원성 대장균 O157, 콜레라균, 장티푸스균, 파라티푸스균, 포도구균, 장염비브리오, 캄필로박터, 클로스트리듐 디피실레 등의 균 검출을 위해 검사한다.

양성

- 살모넬라균
- 이질균
- 병원성 대장균 O157
- 콜레라균 등

기준치 : 음성 (-)

무엇을 볼까?

- 주로 살모넬라균, 이질균, 병원성 대장균 O157, 콜레라균, 장티푸스균, 파라티푸스균, 포도구균, 장염비브리오, 캄필로박터, 클로스트리듐 디피실레 등의 균 검출을 목적으로 시행한다.

어떨 때 검사할까?

소화기감염증의 원인 미생물을 확정하고 효과적인 항생제를 찾을 때

- 감염성 장염이 의심되는 환자에게는 대변 세균 검사가 치료 방침 결정에 유용하다. 일반적으로 설사변이나 혈변에서 시행하는 검사다.
- 상재균에서 병원성 미생물 검출까지 각종 미생물에 대한 특수 배지

를 사용해 배양 검사가 이루어진다. 따라서 환자의 병력(대변 성상과 색, 식사력, 해외여행력, 증상의 지속 기간 등)을 통해 검사 전에 의심되는 미생물을 판정한다.

약제내성균만 선별하여 감염 대책 등에 활용할 때

- 대변 속에는 약제내성균이 잠복하기 쉬우므로 약제내성균 스크리닝에 이용된다.
- 병동 내에서 엄격한 감염 대책이 필요한 내성균이 검출된 경우 등에 보균자 검출을 목적으로 일제히 대변 세균 검사를 시행하는 경우가 있다.

다른 검사와의 관련

대변 속 CD toxin 검사

- 입원 48시간 이후에 발생한 설사나 최근 항생제를 사용한 적이 있는 환자에게서 발생한 설사는 클로스트리듐 디피실레에 의한 중독성 설사일 가능성이 높다. 단, 클로스트리듐 디피실레 자체가 장염을 유발하지는 않고, 생산된 독소가 설사의 원인이므로 배양 검사가 아닌 CD toxin이라는 대변 속 독소를 직접 검출한다.

대변 속 로타바이러스 항원 검사

- 외래에서 주로 소아의 겨울철 백색 설사증에 시행한다.
- 로타바이러스는 감염력이 강하고 차아염소산으로 소독이 어려우므로 엄격한 접촉 감염 예방책이 필요하다. 검체를 다룰 때도 주의한다.

객담 세균 검사

검체 재료 | 객담

호흡기계 감염증의 원인 미생물을 판정하고 효과적인 항생제가 무엇인지 알기 위해 시행한다.

무엇을 볼까?

- 객담 검사는 객담이나 인두 분비물을 조사해 병원균 등의 유무를 확인하는 검사다.

어떨 때 검사할까?

- 호흡기계 감염증의 원인 미생물을 판정하고 효과적인 항생제를 알고자 하는 경우 시행한다.
- 폐렴이나 만성 기관지염 등의 호흡기계 감염증에서는 객담 세균 검사가 치료 방침 결정에 유용하다.

주의점

- 가능한 한 구강 내 부착균이 혼입되지 않도록 주의한다. 그러기 위해서는 검체 채취 전에 여러 번 가글하여 입을 헹군다. 이때 수돗물도 상관없다. 이렇게 하면 구강 내 부착균이나 세포를 감소시킬 수 있다.
- 타액 성분이 많은 검체는 실제 폐 속 상태를 반영하지 못하므로 가능한 한 객담 배출 방법을 지도하면서 채취하는 것이 좋다. 객담 배출이 어려운 경우에는 등 부위를 두드리거나 깊은 기침을 유도하여 객담을 배출시킨다.

- 멸균 용기에 채취하고 건조를 막기 위해 즉시 밀폐하여 검사실에 제출한다.

관찰 포인트

▶ 담의 성상·양, 발열, 기침의 유무 등을 관찰한다.

케어 포인트

▶ 기침을 유발하여 검체를 채취할 때는 오염 위험이 높으므로 일회용 장갑, 비닐 옷 외 반드시 수술용 마스크와 고글·아이쉴드를 착용해 보호한다.

▶ 결핵이 의심되는 경우는 수술용 마스크가 아닌 N95 마스크를 착용하고, 객담 채취 부스나 HEPA[1] 필터에 의한 음압 공조가 있는 장소에서 채취한다.

COLUMN 객담은 양 변화에도 주목

객담은 배출 여부뿐만 아니라 양의 증감에도 주목해야 한다. 객담량의 증가는 아래 표와 같이 감염증 등에 의한 염증성 변화, 기도의 생리적·화학적 자극에 의한 점액 분비 항진 등이 원인이 되어 발생한다.

개중에는 종양이나 폐농양의 조직 파괴물이 객담으로 배출되거나 심부전 시 장액성 객담 등 폐포 유래인 경우도 있으므로 주의한다.

객담량 증가의 원인

객담량 증가의 원인
1. 염증성 변화(감염증 등)
2. 점액 분비 항진(기도의 생리적·화학적 자극)

1 HEPA : high efficiency particulate air filter

농·천자액 세균 검사

검체 재료 | 농, 천자액

무균 부위에 발생한 감염증의 원인 미생물을 밝혀내기 위해 시행한다.

양성

농

- 모낭염
- 봉와직염

천자액

- 감염성 복막염
- 복강 내 종양
- 농흉
- 감염성 뇌수막염 등

기준치 : 음성 (-)

무엇을 볼까?

- 농·천자액 세균 검사는 농이나 천자액을 조사하여 원인균의 유무를 확인하는 검사다.

어떨 때 검사할까?

- 피부연부조직 감염증이나 심부장기농양의 원인 미생물을 검출하는 경우, 원래 무균 부위에 발생한 감염증의 원인 미생물을 밝혀내기 위

해 시행한다.

- 농이나 액체 저류 부위(개방성 농, 폐쇄공간 내 비개방성 검체 등)에서 적절한 검체 채취 방법이나 목적균을 명확히 한 세균 검사 의뢰가 필요하다.
- 흔히 검체 채취가 이루어지는 병태는 다음과 같다.
  - 수술 후 창부 감염증, 욕창 감염증, 당뇨병성 발 궤양 등
  - 간농양, 신농양, 장요근농양, 경막외농양, 복강내농양, 자궁축농증 등
  - 뇌수막염, 흉막염, 담도감염, 복막염 등

주의점

◎ 심부장기농양, 천자액

- 검체는 되도록 많이 채취한다. 채취 후에는 즉시 밀폐하여 마르는 것을 방지한다.
- 혐기 배양을 시행할 경우는 채취 용기에 공기가 혼입되지 않도록 주의한다. 공기 혼입을 막기 위해 혐기 배양 전용 용기를 사용하고 개봉할 때는 소리가 나지 않도록 마개를 여는 등 주의가 필요하다.

관찰 포인트

▶ 발열, 종창, 열감, 통증 등의 감염 징후, 농의 배액 유무, 악취 등을 관찰한다.

케어 포인트

▶ 접촉 예방책 준수

▶ 증상의 예방과 대책

결핵·항산균

Mycobacterium tuberculosis / acid-fast bacteria

검체 재료 | 객담

결핵균에 감염되었는지 여부를 관찰하기 위해 시행한다.

양성

- 결핵균 감염

기준치 : 음성 (-)

무엇을 볼까?

- 도말 검사 등을 통해 객담을 조사하여 결핵균 감염 여부를 알아보는 검사다.
- 결핵균은 주로 폐나 기관지 등의 호흡기계에 감염증을 일으킨다. 감염 경로는 상기도이며 경두부 림프절에 감염되는 경우도 있다. 또한 삼킨 객담이 장관에서 결핵감염증소를 만들기도 한다.

어떨 때 검사할까?

결핵에 시행하는 일련의 검사

- 검사에는 객담의 항산균 도말 검사, 배양 검사, PCR법[1]에 의한 유전자 동정 검사, 감수성 검사가 있다.

- 항산균 검사는 일반적으로 3일 연속으로 채취하고 도말에서 항산균이 확인된 시점에 검체 채취를 종료한다.
- 양호한 객담을 채취할 수 없는 경우에는 초음파 네뷸라이저를 이용해 객담을 유발한다. 혹은 수면 중에 삼킨 객담을 채취하기 위해 아침에(입원 중이라면 기상 전에 누운 상태에서) 위액을 채취하여 검사한다.
- 도말, 배양, FCR법 중 가장 민감도가 높은 것은 배양이지만 결핵균은 발육이 완만해서 현재 배양 시스템에서 '음성'으로 판단되기까지 최소 6주가 필요하다. 도말이나 PCR법이 음성이라도 배양의 최종 결과가 판단되기 전까지는 결핵을 배제할 수 없다. 단, 도말 검사가 음성이면 주변에 대한 감수성은 낮다고 할 수 있다.
- 배양이 양성이면 그 균주를 이용해 감수성 검사를 진행한다.

주의점

- 결핵은 환자의 기침 등으로 공기 감염이 되기 때문에 객담 채취는 위험성이 높은 행위다. 외래 등에서는 다른 환자나 의료 종사자의 감염을 막기 위해 결핵이 의심되는 환자에게는 반드시 수술용 마스크를 착용시키고, 음압 1인실, HEPA 필터 환기 장치 등이 설치된 병실에서 의료인은 N95 미립자 마스크를 착용하여 충분히 방호한다.

관찰 포인트

▶ 도말 검사에서 항산균이 양성이고, 기침, 객담, 혈담, 객혈, 흉통, 호흡 곤란 등의 증상이 있는 경우에는 감염 위험이 높기 때문에 증상 관찰이 중요하다.

1 PCR : polymerase chain reaction

MRSA / 병원성 대장균(O157 등)

methicillin-resistant *Staphylococcus aureus* / enteropathogenic *Escherichia coli*

검체 재료 | 소변, 대변, 혈액 등

접촉 감염 예방책이 필요한 미생물 감염증이 의심되는 경우 시행한다.

양성

MRSA

- MRSA 감염

병원성 대장균 (O157)

- 장출혈성 대장균(O157)
- 장침투성 대장균(이질과 비슷한 증상)
- 장병원성 대장균
- 장독소생성 대장균(콜레라와 비슷한 증상)

기준치 : 음성 (-)

무엇을 볼까?

- MRSA와 O157 등 접촉 감염 예방책이 필요한 미생물 감염증이 의심되는 경우 시행하는 검사다.

어떨 때 검사할까?

- MRSA는 주로 의료 관련 감염증의 원인균이다. 대표적으로 혈관 유치 카테터 유래 혈류 감염증, 수술창부 감염증, 욕창 감염증, 인공호흡기관련 폐렴 등이 있다.

- O157은 장출혈성 대장균의 원인균으로 지역사회에서 발생하는 감염증이다. 심한 복통이나 설사, 특히 혈변을 일으키기도 한다. 성인에게는 용혈성 요독 증후군(HUS[1])이 초래되기도 한다. 감염력이 강해서 50개의 세균 수에서도 감염된다.
- 식중독 가능성이 있어서 함께 식사한 사람에게 같은 증상이 있는지 확인한다. 식중독이 의심되는 경우는 즉시 보건소와 상담하고 필요 시에는 신고한다.
- MRSA 보균 스크리닝으로 심혈관계 수술이나 인공관절치환술 등 황색포도구균에 의한 감염이 발생하면 치료가 어려운 수술이 예정된 환자에게는 MRSA를 포함한 비강 내 황색포도구균의 유무를 배양하여 사전에 확인한다.

주의점

- 검체 채취나 운반에도 표준예방책을 철저히 준수한다. 모든 검체는 감염성이 있을 수 있으므로 채취나 운반 시에는 항상 표준예방책의 일환으로 장갑, 마스크, 고글 등 방호구를 착용해야 한다.

1 HUS : hemolytic uremic syndrome

Part VI

병리 검사

세포진 검사

cytodiagnosis

검체 재료 | 객담, 흉수, 복수 등

객담, 흉수, 복수 등의 검체를 통해 세포학적으로 병변을 진단하는 방법이며 악성 종양 진단에 이용된다.

베데스다 분류와 파파니콜로 분류 (편평상피암의 경우)

베데스다 분류	파파니콜로 분류	결과
NILM	Class Ⅰ, Ⅱ	음성
ASC-US	Class Ⅱ - Ⅲa	의미 불명 이형편평상피세포
ASC-H	Class Ⅲa, Ⅲb	HSIL을 배제할 수 없는 이형편평상피세포
LSIL	Class Ⅲa	경도 편평상피내병변
HSIL	Class Ⅲa, Ⅲb, Ⅳ	고도 편평상피내병변
SCC	Class Ⅴ	편평상피암

기준치 : Class Ⅱ 이하 (파파니콜로 분류)

무엇을 볼까?

- 세포진 검사란 객담, 흉수, 복수 등의 검체에서 세포학적으로 병변을 진단하는 방법이며 악성 종양의 진단에 이용된다.

다른 검사와의 관련

- 악성이라고 진단된 경우는 조직 형태와 비정형도를 평가하여 검사 및 치료를 진행한다.

조직 검사

histological diagnosis

검체 재료 | 병변 조직

질환의 본질을 나타내는 가장 신빙성 높은 검사·진단으로, 조직 검사를 바탕으로 최종 진단을 내리는 경우가 많다.

무엇을 볼까?

- 조직 검사는 악성 종양 등의 병변부 조직을 채취해 현미경으로 관찰할 수 있는 표본을 제작하고 관찰한 다음, 질환을 진단하는 검사다.
- 조직 검사는 모든 검사를 통틀어 각종 질환의 본질을 밝혀내는 가장 신빙성 높은 검사 및 진단이다. 이 검사를 통해 최종 진단을 내리는 경우가 많다.

병리진단의 종류

생검(biopsy)	병변부의 조직편을 채취하여 행하는 검사이며, 특수 바늘로 천자하는 침생검, 겸자로 병변을 채취하는 겸자생검 등이 있다.
수술 중 신속조직진단	수술 중에 병변 조직을 채취해 신속히 관찰한 뒤 병변의 범위 등을 확인하여 수술 방침과 적출 범위를 결정한다.
수술 재료	수술로 적출된 병변 조직을 관찰하여 병리조직 진단을 한다.

MEMO

참고문헌

1 일본검사혈액학회 편, 《표준검사혈액학》 제2판, 이시야쿠 출판, 2008.

2 메디컬프랙티스 편집위원회 편, 《임상검사가이드 2009-2010》, 분코도, 2009.

3 Makuuchi M. Kosuge T, Takayama T, et al : Surgery for small liver cancers. Semin Surg Oncol 1993 ; 9.

4 일본 국립감염증연구소 감염증정보센터 : 감염증 이야기, 매독
http://idsc.nih.go.jp/idwr/kansen/k01_g3/k01_49/k01_49.html
(access : 2013. 2. 15)

5 일본 국립감염증연구소 감염증정보센터 : 감염증 이야기, A형 간염
http://idsc.nih.go.jp/idwr/kansen/k04/k04_14/k04_14.html

6 독립행정법인 국립국제의료연구센터 간염정보센터 : 급성 간염
http://www.ncgm.go.jp/center/forpatient_ah.html (access : 2013. 2. 15)

7 후생노동성 : B형 간염에 대하여 (일반 Q&A) 개정 제2판

8 후생노동성 : C형 간염에 대하여 (일반 Q&A) 개정 제6판

9 국립국제의료센터 에이즈 치료·연구개발 센터 : HI/AIDS 검사·치료·간호
http://acc-elearing.org/AIDS/TextVersion.html (access : 2013. 2. 15)

10 후생노동성 : 제1형 사람T세포백혈병바이러스(HTLV-1)의 모자 감염 예방에 대하여
http://www.mhlw.go.jp/bunya/kodomo/boshi-hoken16/index.html (access : 2013. 2. 15)

11 주식회사SRL : SRL.info(의료종사자용 정보 사이트)
http://www.srl.info/index.html (access : 2013. 2. 15)

12 이시이 마사루 편, 《종양표지자 핸드북》 개정판, 의약저널사, 2009.

13 일본 수혈·세포치료학회 홈페이지
http://www.jstmct.or.jp/jstmact/ (access : 2013. 2. 15)

14 일본검사혈액학회 편, 스탠더드 검사혈액학 제2판, 의치약출판, 2008.

15 니시자키 오사무, 무라카미 준코 편, 《검사치 읽는 법·생각법, 전문의로부터 얻는 어드바이스》, 소고이가쿠샤, 2008.

16 오구리 도요코 편, 《임상미생물검사 핸드북》 제2판, 미와쇼텐, 2000.

17 W. Michael Dunne, 《CUMITECH blood culture test guidelines japanese edition》, 이시야쿠 출판, 2007.

18 미쓰다 도시히로 역, 《카테터 관련 요로 감염 예방을 위한 CDC 가이드라인 2009》, 반메디컬, 2010.

19 후생노동성 : 장출혈성 대장균 Q&A
http://www1.mhlw.go.jp/o-157/o157q_a/index.html#q37 (access : 2013. 2. 15)

20 일본 국립감염증연구소 감염증정보센터 : 질환별 정보
http://idsc.nih.go.jp/disease.html (access : 2013. 2. 15)

21 다카테루 이즈미 감역, 《결핵·비결핵성 항산균진료 가이드라인(미국흉부학회 가이드라인)》 제2판, 이가쿠쇼인, 2004.

22 후생노동성 : 감염증법에 기초한 의사 및 수의사의 신고에 대하여
http://www.mhlw.go.jp/bunya/kenkou/kekkaku-kansenshou11/01.html (access : 2013. 2. 15)

23 후생노동성 : 1차, 2차 의료기관을 위한 장출혈성 대장균(O157 등) 감염증 치료 순서(개정판)
http://www1.mhlw.go.jp/houdou/0908/h0821-1.html (access : 2013. 2. 15)

24 일본 국립감염증연구소 감염증정보센터 : 장출혈성 대장균 감염증
http://idsc.nih.go.jp/disease/ehec/index.html (access : 2013. 2. 15)

25 에구치 마사노부 외, 《바로 아는 간호 검사치 가이드북》 개정·증보 제2판, 이가쿠게이주쓰샤, 2006.

26 모리오 도모히로, 다니구치 마사미 외, 《병이 보인다 ⑥ 면역·교원병·감염증》, MEDIC MEDIA, 2009.

부록

자료

검사에 유용한 수식

임상에서 자주 사용하는 단위

SI 단위로 변환하는 식

검사에 유용한 수식

요침투압 개산

관련 검사 | 요비중

- 요비중 검사로는 정확성이 부족하기 때문에 비이상적으로 이상 수치가 나타난 경우에는 삼투압 검사로 확인한다.
- 요침투압을 즉시 측정할 수 없는 경우, 요비중 수치를 이용하여 요침투압을 개산한다.
- 병태에 따라 요비중이 과대·과소 평가될 수 있으므로 주의한다.

요삼투압[개산]=[요비중 아래 2자리]×20~40

요단백량 개산

관련 검사 | 요단백, 혈청알부민

- 네프로제 증후군 등 알부민의 체외 누출이 관찰되는 경우에는 요단백량으로 평가한다.
- 성인 1일 요크레아틴 배설량을 1g이라고 가정하고 요단백 농도와 요크레아틴 농도에서 요단백량을 개산한다.
- 1일 요크레아틴 배설량이 1g과 크게 차이 나는 환자의 경우에는 정확도가 떨어지므로 주의한다.

추정 1일 요단백량(g/g·Cre)
≒ 요단백농도(mg/dL) / 요크레아틴농도(mg/dL)

누출성 흉수, 삼출성 흉수의 판별 (Light 기준)

관련 검사 | 흉수

- '누출성 흉수'와 '삼출성 흉수'를 구별할 때는 Light 기준을 사용한다.
- 아래 3가지 식 가운데 하나 이상 충족하면 '삼출성 흉수'라고 할 수 있다.

> ① **흉수총단백 / 혈청총단백 > 0.5**
> ② **흉수LDH / 혈청LDH > 0.6**
> ③ **흉수LDH > 혈청LDH의 기준치 상한×2/3**

SAAG (serum-ascites albumin gradient) 산출

관련 검사 | 복수, 혈청알부민

- 복수와 혈청알부민의 비교식, SAAG[혈청알부민-복수알부민]에서 질환을 추측할 수 있다.
- 아래 식 ①에 해당하는 경우, 문맥압이 항진해서 복수가 누출되었음을 의미하고, 간경변, 알코올성 간염, 울혈성 심부전, 광범위 간 전이, 수축성 심막염 등을 생각해볼 수 있다.
- 아래 식 ②에 해당하는 경우, 암성 복막염, 결핵성 복막염, 췌장염, 네프로제 증후군 등을 생각해볼 수 있다.

> ① **SAAG[혈청알부민 - 복수알부민] ≧ 1.1g/dL**
> ② **SAAG[혈청알부민 - 복수알부민] < 1.1g/dL**

적혈구 수, 헤마토크릿 수치, 헤모글로빈 양 개산

관련 검사 | 적혈구 수, 헤마토크릿 수치, 헤모글로빈 양

- 정상 혈액에는 측정상 큰 오류가 없는 한 다음의 관계식에서 적혈구 수, 헤마토크릿 수치, 헤모글로빈 양을 개산할 수 있다.

> **① RBC×3=Hb**
> **② Hb×3=Ht**
> **③ RBC×9=Ht**

적혈구 항수의 개산

관련 검사 | 적혈구 항수, 적혈구 수, 헤마토크릿 수치, 헤모글로빈 양

- 적혈구 항수는 적혈구 수, 헤마토크릿 수치, 헤모글로빈 양으로 개산할 수 있다.

> **① 평균 적혈구 용적(MCV)=Ht/RBC×10**
> **② 평균 적혈구 혈색소(MCH)=Hb/RBC×10**
> **③ 평균 적혈구 혈색소 농도(MCHC)=Hb/Ht×100**

MEMO

요중 칼륨 배설량 확인

관련 검사 | 혈청칼륨

- 혈청칼륨의 측정으로 저칼륨혈증이 의심되는 경우는 요중 칼륨 배설량(요중 칼륨 농도, 요침투압, 요중 크레아틴 수치)을 확인하는 것도 중요하다.
- 요중 칼륨 배설량은 TTKG(transtubular potassium consentration gradient), FEK(fractional excretion rate of K)에서 추정할 수 있다.
- 혈청 침투압과 요 침투압을 아는 경우 식 ①을 통해 TTKG를 계산할 수 있다.
- 혈청크레아티닌 수치와 요중 크레아티닌 수치를 아는 경우 식 ②를 통해 FEK를 계산할 수 있다.

$$\text{① TTKGs} = \frac{\text{요중 칼륨 수치} \times \text{혈청 침투압}}{\text{혈중칼륨 수치} \times \text{요 침투압}}$$

$$\text{② FEK} = \frac{\text{요중 칼륨 농도} \times \text{혈청크레아티닌 수치}}{\text{혈청칼륨 농도} \times \text{요중 크레아티닌 수치}}$$

혈청칼슘 보정식 계산

관련 검사 | 혈청칼슘, 혈청알부민

- 저알부민혈증의 경우, 혈청칼슘 농도는 낮은 수치를 보이므로 다음 보정식을 이용해 보정한다.

혈청칼슘 보정식 = 혈청칼슘 측정치 + (4 − 혈청알부민 수치)

음이온간격 산출

관련 검사 | 혈청나트륨, 혈청크롤

- 혈청나트륨 및 혈청크롤의 검사치에서 산염기평형 이상을 확인한 경우 다음 식을 통해 음이온간격을 산출해 병태를 이해한다.

음이온간격 = Na^{+} + (CL^{-} + HCO_3^{-})

원발 알도스테론증 스크리닝

관련 검사 | 혈장 레닌 활성 / 알도스테론

- 원발 알도스테론증이 의심되는 경우는 혈장 알도스테론 농도(PAC : plasma aldosterone renin activity) 수치를 바탕으로 스크리닝한다.
- 다음 식에 해당하는 경우 스크리닝 양성이다.

PAC(pg/mL) / PRA(ng/mL/hr) > 200
PAC(ng/dL) / PRA(ng/mL/hr) > 20

인슐린 지수 산출

관련 검사 | 인슐린

- 포도당부하시험 후 30분이었을 때의 인슐린 수치와 혈당의 증가비를 '인슐린 지수'라고 한다.
- 다음 식에서 산출된 인슐린비가 0.8 이상이면 정상, 0.5 미만이면 당뇨병으로 판정한다.

인슐린 지수 = Δ인슐린 / Δ혈당

HOMA-R 산출

관련 검사 | 인슐린

- 인슐린 저항성의 지표로 HOMA-R(homeostasis model assessment ratio)이 사용된다.
- 다음 식에서 산출된 HOMA-R이 1.6 미만이면 정상, 2.5 이상이면 인슐린 저항성이 있다고 판단한다.

HOMA-R=공복 시 인슐린 수치×공복 시 혈당치 / 405

B형 간염 악화 예측

관련 검사 | B형 간염 바이러스 검사

- 다음의 식(요시바 공식)에서 λ > 0이면 악화 위험이 높다고 판단한다.

λ=−0.89+1.74×(성인[1])+0.056×T-Bil(mg/dL)
−0.014×ChE(U/L)

MEMO

1 성인(成因) : A형·B형 간염 바이러스면 1, HBV 보균자의 발병, 자가면역성, 약제성이면 2.

임상에서 자주 사용하는 단위

	명칭	단위 기호	자주 사용하는 단위 (10의 정수 승 단위)
길이	미터	m	nm(나노미터) μm(마이크로미터) mm(밀리미터)
면적	제곱미터	m^2	μm^2(제곱마이크로미터) mm^2(제곱밀리미터)
체적	세제곱미터	m^3	μm^3(세제곱마이크로미터) mm^3(세제곱밀리미터) cm^3(세제곱센티미터) dm^3(세제곱데시미터)
	리터	L	fL(펨토리터) PL(피코리터) nL(나노리터) μL(마이크로리터) mL(밀리리터) dL(데시리터)
질량	킬로그램	kg	pg(피코그램) ng(나노그램) μg(마이크로그램) mg(밀리그램) g(그램)
물질량	몰	mol	nmol(나노몰) μmol(마이크로몰) mmol(밀리몰)

	명칭	단위 기호	자주 사용하는 단위 (10의 정수 승 단위)
질량농도	킬로그램 퍼 리터*	kg/L	ng/L (나노그램 퍼 리터) μg/L (마이크로그램 퍼 리터) mg/L (밀리그램 퍼 리터) g/L (그램 퍼 리터)
몰농도	몰 퍼 리터	mol/L	nmol/L (나노몰 퍼 리터) μmol/L (마이크로몰 퍼 리터) mmol/L (밀리몰 퍼 리터)
압력, 분압	토르	Torr	Torr (토르)
	수은주미터	mHg	mmHg (수은주밀리미터)
	수주미터	mH_2O	cmH_2O (수주센티미터)
밀도	킬로그램 퍼 리터	kg/L	mg/L (밀리그램 퍼 리터) g/L (그램 퍼 리터)

* '/'는 '퍼'라고 읽는다.

MEMO

SI 단위로 변환하는 식

백혈구, 혈소판 수	(개/mm³)×0.001=(10⁹/L)
적혈구 수	(백만/mm³)×=(10¹²/L)
혈색소량(Hb)	(g/dL)×0.6206=(mmol/L)
피브리노겐	(mg/dL)×0.02941=(μmol/L)
혈당	(mg/dL)×0.05551=(mmol/L)
중성지방	(mg/dL)×0.01129=(mmol/L)
콜레스테롤	(mg/dL)×0.02586=(mmol/L)
알부민	(g/dL)×1449=(μmol/L)
빌리루빈	(mg/dL)×17.1=(μmol/L)
암모니아	(μg/dL)×0.5872=(μmol/L)
요산	(mg/dL)×59.4=(μmol/L)
크레아티닌	(mg/dL)×88.4=(μmol/L)
요소질소	BUN(mg/dL)×0.357=요소(mmol/L)
Ca	(mg/dL)×0.2495=(mmol/L)
P	(mg/dL)×0.3229=(mmol/L)
Mg	(mg/dL)×0.4114=(mmol/L)
Fe	(μg/dL)×0.1791=(μmol/L)
압	(mmHg 또는 Torr)×0.133=(kPa)
	(mmH_2O)×9.80665=(Pa)
온도	{(화씨온도)-32}×5÷9=(℃)

SI 단위 : SI란 프랑스어 Systeme Internatinal d'Unites의 약어. 국제 표준 단위다.

영문

A

B

C

D

E

F

한글

검사 항목 일람표

검사 항목	기준치	쪽수
일반 검사		
소변 검사		
요량	500~2,000mL/일	20
요비중	1.015~1.025	22
요pH	4.5~7.5	24
요단백	**정성** : 음성(-) **정량** : 150mg/일 미만 (축뇨)	26
요당	**정성** : 음성(-) **정량** : 100mg/일 이하 (축뇨)	28
요잠혈	**정성** : 음성(-)	30
요침사	**적혈구** : 1시야에 5개 이내 **백혈구** : 1시야에 5개 이내 **상피세포** : 1시야에 소수 **원주** : 1시야에 0개 **결정** : 1시야에 소량	32
케톤체	**정성** : 음성(-)	34
빌리루빈, 우로빌리노겐	**빌리루빈 : 정성** : 음성(-) **우로빌리노겐** : ±~1+ (약양성)	36
요중 β_2 마이크로글로불린	300μg/L 이하 (수시뇨)	38
요중 미량알부민	30mg/일 이하 (축뇨) 30mg/L 미만, 27mg/g·Cr 미만 (수시뇨)	40
요중 N-아세틸-β-D-글루코사미니다제(NAG)	1.8~6.8U/일(축뇨) 1.0~4.2U/L, 1.6~5.8U/g·Cr (수시뇨)	42

검사 항목	기준치	쪽수
대변 검사		
대변잠혈 반응	음성(−)	44
천자액·채취액 검사		
뇌척수액	**뇌척수압** : 60~150mmH_2O **성상** : 무색, 물 같은 상태의 무색투명한 액체 **세포 수/종류** : 0~5μL, 림프구 70%·단핵구 30% **총단백량** : 15~45mg/dL **당** : 45~85mg/dL **염소** : 120~130mEq/L	50
흉수	건강한 성인에게는 극히 소량 존재한다.	52
복수	건강한 성인에게는 극히 소량 존재한다.	54
골수 검사	**유핵세포 수** : $100 \sim 250 \times 10^3$/μL **거핵구 수**: 50~150/μL	56
관절액	**색깔** : 담황색 **투명도** : 투명 **점성도** : 강한 점성 **백혈구 수** : 200/μL 이하	58

MEMO

검사 항목	기준치	쪽수
혈액 검사		
혈구수 산정·혈액상		
백혈구 수(WBC)	**성인**:4,000~8,000/μL **소아**:5,000~13,000/μL **유아**:5,000 ~18,000/μL **신생아**:9,000~30,000/μL	62
백혈구 감별 계산	**호중구(분엽)**:40~60% **림프구**:30~45% **호산구**:3~5% **단핵구**:3~6% **호염기구**:0~2%	64
적혈구 수(RBC)	**남성**:430~570×10^4/μL **여성**:380~500×10^4/μL	66
헤마토크릿 수치(Ht)	**남성**:39~52% **여성**:34~44%	66
헤모글로빈 양(Hb)	**남성**:13.5~17.5g/dL **여성**:11.5~15.0g/dL	66
적혈구 분포 폭(RDW)	11.5~13.8% (CV법) 50fL 이하 (SD법)	68
MCV	85~102fL	70
MCH	28~34pg	70
MCHC	**남성**:31.6~36.6% **여성**:30.7~36.6%	70
혈소판 수(PLT)	15~34×10^4/μL	72
혈액 응고·섬유소 용해 검사		
출혈 시간	1~3분(Duke법) 1~8분(Ivy법)	74

검사 항목	기준치	쪽수
프로트롬빈 시간(PT)	9~15초 **활성** : 70~100%	76
활성화 부분 트롬보플라스틴 시간(APTT)	25~45초	78
트롬보 테스트(TT)	70~130%	80
헤파플라스틴 테스트(HPT)	70~130%	82
피브리노겐(Fg)	200~400mg/dL	84
피브린·피브리노겐 분해 산물 (FDP)	5μg/mL 미만	86
디다이머	1.0μg/mL (LPIA법) 0.5μg/mL (ELISA법)	88
안티트롬빈III (ATIII)	81~123%	90
트롬빈·안티트롬빈III복합체 (TAT)	3.2ng/mL 이하	90
적혈구 침강 속도(ESR)	**남성** : 2~10mm/hr **여성** : 3~15mm/hr	92
플라스미노겐(PLG)	70~120%	94

MEMO

검사 항목	기준치	쪽수
생화학 검사		
단백 관련·함질소 성분		
총단백(TP)	6.7~8.3g/dL	98
혈청알부민(Alb)	3.8~5.3g/dL	100
피셔비	2.5~4.5(HPLC법)	102
혈중요소질소(BUN, UN)	8~20mg/dL	104
혈청요산(UA)	**남성** : 3.8~7.0mg/dL **여성** : 2.5~5.5mg/dL	106
혈청크레아티닌(Cr)	**남성** : 0.61~1.04mg/dL **여성** : 0.47~0.79mg/dL	108
혈청빌리루빈(BIL)	**총빌리루빈** : 0.2~1.0mg/dL **직접빌리루빈** : 0.0~0.3mg/dL **간접빌리루빈** : 0.1~0.8mg/dL	110
암모니아(NH_3)	30~80μg/dL	112
시스타틴 C	0.50~0.90mg/L	114
전해질·금속		
혈청나트륨(Na)	137~145mEq/L	116
혈청칼륨(K)	3.5~5.0mEq/L	118
혈청염소(Cl)	98~108mEq/L	120
혈청칼슘(Ca)	8.4~10.4mg/dL	122
인(P)	2.5~4.5mg/dL	124
혈청철(Fe)	**남성** : 80~200μg/dL **여성** : 70~180μg/dL	126
혈청마그네슘(Mg)	1.7~2.6mg/dL	128

검사 항목	기준치	쪽수
아연(Zn)	60~120μg/dL	130
당질		
혈당(BS, GLU)	70~109mg/dL	132
당화혈색소 (Hba1c)	4.6~6.2(NGSP)	134
지질		
총콜레스테롤(TC)	120~219mg/dL	136
HDL-콜레스테롤(HDL-C)	40~65mg/dL	138
LDL-콜레스테롤(LDL-C)	65~139mg/dL	140
트리글리세라이드 (중성지방 : TG)	30~149mg/dL	142
HDL	남성 : 29~50% 여성 : 34~53%	144
VLDL	남성 : 8~29% 여성 : 3~23%	144
LDL	남성 : 44~55% 여성 : 42~53%	144
효소		
AST(GOT)	10~40IU/L	146
ALT(GPT)	5~45IU/L	146
젖산탈수소효소(LDH)	120~245IU/L	148
LDH 동종효소	LDH1 : 20~35% LDH2 : 30~40% LDH3 : 20~30% LDH4 : 5~15% LDH5 : 2~15%	148

검사 항목	기준치	쪽수
알칼리성 포스파타제(ALP)	80~260IU/L	150
크레아틴 키나제(CK)	**남성**: 57~197IU/L **여성**: 32~180IU/L	152
CK 동종효소	CK-MB: 5% 이하(정량 15~25IU/L) CK-BB: 2% 이하	152
아밀라제(AMY)	66~200IU/L	156
아밀라제 동종효소	**P형**: 30~60% **S형**: 40~70%	156
리파제	11~53IU/L	158
γ-GTP(감마-글루타밀트랜스펩티다제)	**남성**: 10~50IU/L **여성**: 9~32IU/L	160
콜린에스테라아제(ChE)	180~466IU/L	162
트립신	100~550ng/mL	164
심근 트로포닌 T	0.10ng/mL 이하 (ECLIA법)	166
기타		
비타민	**비타민 A**: 30~80μg/dL **비타민 B_1**: 20~50μg/dL **비타민 B_2**: 66~111ng/dL **비타민 B_6**: 4~17ng/dL **비타민 B_{12}**: 260~1050pg/dL **엽산**: 4.4~13.7ng/mL	168
ICG 검사 (인도시아닌 그린 테스트)	**정체율**: 10% 이하(15분 수치)	170
혈액가스 / 산염기평형	PO_2: 80~100Torr PCO_2: 35~45Torr pH: 7.36~7.44 HCO_3^-: 22~26mEq/L BE: −2~+2mEq/L SaO_2: 93~98%	172

검사 항목	기준치	쪽수
면역혈청 검사·수혈		
자가면역·알레르기		
류마토이드 인자(RF)	**정성** : 음성(-) **정량** : 30IU/L 미만	176
항CCP 항체	5.0U/mL 미만 (ESISA법)	178
항핵 항체(ANA)	음성(40배 미만 [IFA법])	180
항미토콘드리아 항체(AMA)	음성(10배 미만 [IFA법])	182
혈장 단백		
CRP(C반응성 단백)	0.30mg/dL 미만	184
면역글로불린	**IgG** : 800~1,600mg/dL **IgA** : 140~400mg/dL **IgM : 남성** : 31~200mg/dL **여성** : 52~270mg/dL **IgD** : 2~12mg/dL **IgE** : 250IU/mL(RIST법) 0.34PRU/mL(RAST법)	186
β_2-마이크로글로불린 (β_2-MG)	1.0~1.9mg/L(RIA법)	188
한랭응집반응	음성(32~64배 이하)	190
직접·간접 쿰즈 검사	음성(-)	192
호르몬		
성장 호르몬(GH)	**남성** : 0.42ng/mL 이하 **여성** : 0.66~3.68ng/mL	194
ACTH(부신피질 자극 호르몬)	60pg/mL(조기 안정 시)	196
TSH(갑상선 자극 호르몬)	0.4~4.0μIU/mL(ECLIA법)	198

검사 항목	기준치	쪽수
FT_3(유리 트리요오드티로닌)	2.1~4.1pg/mL	200
FT_4(유리 티록신)	1.0~1.7ng/dL	200
HCG (사람 융모성 생식샘 자극 호르몬)	**비임신, 남성** : 혈청 1.0 이하 **소변** : 2.5 이하 **임신 6주 이하 : 혈청** : 4,700~87,200 **소변** : 1,100~62,600 **임신 7~10주 : 혈청** : 6,700~202,000 **소변** : 1,800~191,000 **임신 11~20주 : 혈청** : 13,800~68,300 **소변** : 3,100~125,000 **임신 21~40주 : 혈청** : 4,700~65,300 **소변** : 1,400~29,400 (단위 : mIU/mL)	202
에스트라디올(E_2)	**난포기** : 10~150pg/mL **배란기** : 50~380pg/mL **황체기** : 30~300pg/mL **갱년기** : 10~50pg/mL	204
에스트리올(E_3)	**난포기** : 0~20pg/mL **배란기** : 5~40pg/mL **황체기** : 5~40pg/mL **갱년기** : 0~20pg/mL	204
프로게스테론	**난포기** : 0.5~1.5ng/mL **배란기** : 1.5~6.8ng/mL **황체기** : 5.0~28.0ng/mL **갱년기** : 0.3~0.4ng/mL	204
코르티솔	5~15μg/dL(RIA법)	206
혈장 레닌 활성	0.5~2.0ng/mL/hr	208
알도스테론	36~240pg/mL (수시) 30~159pg/mL (와위) 39~307pg/mL (입위)	208

검사 항목	기준치	쪽수
C-펩티드	0.8~2.5ng/mL(혈청) 22.8~155.2μg/일(축뇨)	210
인슐린	5~15μU/mL(공복 시)	212
BNP(뇌나트륨이뇨펩티드)	18.4pg/mL 이하	214
i-PTH	10~65pg/mL(ECLIA법)	216
감염증		
매독혈청반응(STS)	음성(-)	218
A형 간염 바이러스 검사	음성(-)	220
B형 간염 바이러스 검사	**HBs 항원** : 음성(-) **HBs 항체** : 음성(-) **HBe 항원** : 음성(-) **HBe 항체** : 음성(-) **HAV-DNA** : 30cpm 미만(RA법)	222
C형 간염 바이러스 검사	**HCV 항체 정성** : 음성(-) **HCV-RNA 정성** : 음성(-) **HCV-RNA 정량** : 검출 안 됨 **HCV 바이러스형** : 아무 형도 검출 안 됨	224
HIV 검사	**스크리닝 검사** : 음성(-) **확인 검사** : 음성(-)	226
HTLV 검사	**스크리닝 검사** : 음성(-) **확인 검사** : 음성(-)	228
ASO (항연쇄상구균 용혈소 O)	**성인** : 166 Todd U 이하 **소아** : 250 Todd U 이하	230
종양표지자		
AFP	10.0ng/mL 이하	234
CEA	5.0ng/mL 이하	235

검사 항목	기준치	쪽수
CA19-9	37.0U/mL 이하	236
CA125	35.0U/mL 이하	237
CYFRA21-1	3.5ng/mL 이하	238
SCC	1.5ng/mL 이하	239
PIVKA-II	40.0mAU/mL 미만	240
PSA	2.0~4.0ng/mL	241
ProGRP	**혈청**: 46.0pg/mL 미만 **혈장**: 70pg/mL 미만	242
NSE	10.0ng/mL 이하	243
수혈		
교차시험	음성(-)	246
세균·미생물 검사		
대변 세균 검사	음성(-)	258
농·천자액 세균 검사	음성(-)	262
결핵·항산균	음성(-)	264
MRSA	음성(-)	266
병원성 대장균(O157)	음성(-)	266
병리 검사		
세포진 검사	Class II 이하(파파니콜로 분류)	270

옮긴이 장하나

일본어를 공부하다 문득 많은 사람에게 행복을 주는 좋은 책을 옮기고 싶다는 생각에 번역가의 길로 들어섰다. 현재 에이전시 엔터스코리아에서 일본어 전문 번역가로 활동하고 있다.
역서로는《만화로 쉽게 이해하는 해부생리학》,《불로장수 절대원칙 82》,《과자 중독에서 벗어나는 방법》,《말초혈관을 단련하면 혈압이 쑥 내려간다》,《바른자세 홈필라테스 92》,《척추관협착증》외 다수가 있다.

병원검사 해설 사전
의료인과 건강검진 대상자를 위한

1판 1쇄 펴낸 날 2026년 1월 27일

지은이 니시자키 유지·와타나베 치토세
옮긴이 장하나
주간 안채원
편집 윤대호, 채선희, 윤성하, 장서진
디자인 김수인, 이예은
마케팅 함정윤, 김희진

펴낸이 박윤태
펴낸곳 보누스
등록 2001년 8월 17일 제313-2002-179호
주소 서울시 마포구 동교로12안길 31 보누스 4층
전화 02-333-3114
팩스 02-3143-3254
이메일 bonus@bonusbook.co.kr
인스타그램 @bonusbook_publishing

ISBN 978-89-6494-758-6 03510

• 책값은 뒤표지에 있습니다.